クリニックナースがナビゲート

子ども外来ケア

著 伊藤 舞美
はしもと小児科

へるす出版

◆◆◆ ま え が き ◆◆◆

　医療者の心得として「think zebra」があります。これは，「足音が聞こえたならば馬と思いがちだが，zebra（しまうま）である可能性を常に考えよ」，つまり，「通常ありふれた症状でも，稀少疾患を見逃すな」という例えとして使用されます。また，「think zebra」には逆の見方もあって，「頭痛や腹痛など通常ありふれた症状があった場合に，母親はまれにしかない重症な疾患を疑って過剰に心配してしまうが，そういうことはほとんどないので安心してホームケアを行ってください」という，母親を安心させるための心得としても使用されます（本来はこちらほうが発端である説もあり）。

　ここで，子どもの受診理由で多くみられる「発熱」について考えてみましょう。子どもの発熱の原因としては，①髄膜炎，脳炎，心筋炎などの重症感染症，②季節性に流行している感染症，③保育園に通園していることによる繰り返す感染症，④着衣や外気温の影響，⑤生理的な日内変動，が考えられます。①の重症感染症は，ヒブワクチンや肺炎球菌ワクチンの発売後，具体的な数値が公表されているとおり大幅に減少しました。②と③は，いわゆる「かぜ」の範疇となります。④と⑤は子どもの生理的な反応なので，病気ではありません。筆者が感じる印象としては，これら生理的な反応を理由に受診される保護者が増えているように思います。つまり，zebraである重症感染症か否かを判断することよりも，病気なのか否かを判断することの比重が大きくなっているのです。

　古き良き時代，育児には，祖父母や近所の高齢者が多くかかわっていました。この人生の先輩たちは，病気か否かを判断して，軽微な症状に関してはホームケアを指導する役割を果たしてきました。ところが今は，保護者の周りにアドバイスをしてくれる人生の先輩たちはほとんどいません。そのため，病気ではない子どもがクリニックを訪れるようになったのでしょう。

　本書は，大きく「症状編」と「予防接種編」の2部構成となっています。さらに「症状編」は，「ナビシート」と「ホームケアシート」の2部構成です。「ナビシート」は保護者に説明するための基本的内容であり，「ホームケアシート」は家庭でのケアの実際をまとめています。クリニックに訪れる保護者に，おせっかいな人生の先輩として，「こんなふうに説明して，こんなふうにホームケアの指導ができればわかりやすいかもしれない」という思いで筆を進めました。また，「予防接種編」は，現場で予防接種を行い，悩んだり迷ったりしているスタッフに向けてまとめています。

　本書は，月刊誌『小児看護』で筆者が担当した連載「外来で役立つ小児看護技術」の内容をベースに書き下ろしました。本書がクリニックで働くみなさまの一助になれば幸いです。

　最後になりましたが，本書刊行にご尽力いただいたへるす出版編集部，予防接種に関する情報を提供いただいたサノフィ株式会社の平田朋美様，そして，原稿の内容を確認いただいたはしもと小児科の橋本政樹院長に，この場を借りて深謝申し上げます。

2018年7月吉日
伊藤舞美

CONTENTS

症状編

発 熱 8
- +α 抗菌薬適正使用 13
- Q&A 熱性けいれん 14

咳 16
- column 呼吸リハビリテーション 19
- +α 気道可逆性検査；気管支喘息か否かを判断するために 21
- +α カフアシスト 22

鼻 汁 23
- column 副鼻腔炎 24
- column 中耳炎 25

頭 痛 28

腹 痛 31

嘔 吐 34
- column 経口補水液 36
- column not doing well 36
- +α 急変対応 38

下 痢 40
- column CRT（毛細血管再充満時間） 41
- column ラクターゼ欠乏症（乳糖不耐症）の治療 41
- +α 感染を広げないための嘔吐物の処理方法 43

便 秘 44

皮疹① アトピー性皮膚炎 50

皮疹② 疾患に伴う皮疹 56

夜 尿	60
+α 学校保健と発達障害	64

肥 満	66
column DOHaD仮説；小さく生まれた赤ちゃんは将来肥満のリスクあり？	68
Q&A 母子健康手帳と成長曲線	70

血 尿	72

血 便	75

知っておこう！ 症状編

- Q&A 外来看護で必要な計算力 ……………………… 76
- Q&A クリニックの災害対策 …………………………… 80
- Q&A シナジス®の適応 ………………………………… 84

予防接種編

4種混合ワクチン（DPT-IPV）	86
+α IPV，DaPTワクチン，Tdapワクチン	87

肺炎球菌ワクチン	88
column 肺炎球菌結合型ワクチンの血清型	89

ヒブ（Hib；インフルエンザ菌b型）ワクチン	90

BCGワクチン	91

日本脳炎ワクチン	92
+α 蚊が媒介する感染症	93

CONTENTS

- B型肝炎ワクチン ... 94
  - +α B型肝炎ワクチンに関する保護者への説明用パンフレット ... 95
- ロタウイルスワクチン ... 96
- MR（麻しん風しん混合）ワクチン ... 98
- 水痘ワクチン ... 99
- おたふくかぜワクチン ... 100
- インフルエンザワクチン（小児） ... 101
- A型肝炎ワクチン ... 102
- 狂犬病ワクチン ... 103
- 髄膜炎菌ワクチン ... 104
  - +α 子どもの渡航への対応 ... 106
- ヒトパピローマウイルス（HPV）ワクチン ... 108

知っておこう！ 予防接種編
- 予防接種間違いの防止 ... 110
- 曝露後免疫 ... 112
- ワクチンスケジュール一覧 ... 114

付録
- 子どもの固定 ... 118
- 小児で使用する主なOD錠（口腔内崩壊錠）と舌下錠 ... 119
- 『小児看護』連載「外来で役立つ小児看護技術」テーマ一覧 ... 120

症状編

本編は，「ナビシート」と「ホームケアシート」の2部構成になっています。「ナビシート」は，各症状に関する基礎知識であり，保護者への説明に役立ててください。また，「ホームケアシート」は，ホームケアの具体的内容を示しています。「ホームケアシート」は，そのままコピーして保護者に配布できるように，1ページの構成にしてあります

発熱

発熱とは

発熱とは，細菌やウイルスなどの外因性発熱物質に対して，生体の防御反応として起こります。そして，子どもの発熱は，保護者がもっとも不安になる症状です。発熱のケアを保護者に説明するうえで，体温や体温計に関する知識は必要不可欠です。ここでは，それら基本事項を踏まえたうえで，具体的なホームケアの方法を概説します。

体温とは

体温は，熱産生と熱損失のバランスによって決まります（**図1**）。ヒトなどの脊椎動物は，環境温度が変化しても，熱産生と熱損失をうまくコントロールすることで体温が一定に調節されています。また，**子どもは成人よりも0.5℃程度体温が高く**なっています。

```
熱をつくる          熱を失う
●基礎代謝          ●放射と伝導
●食べる            ●汗の蒸発
●運動              ●呼吸
                   ●排尿と排便

       平衡 = 体温
```

図1　体温とは

深部体温

体温とは，通常，身体の深部の体温である深部体温を意味します。深部体温には，**動脈血液温度，直腸温度，口腔温度，食道温度，腋窩温度**があります。子どもの場合には，測定の際にもっとも侵襲のない**腋窩温度測定**を，クリニックでの日常の体温測定の手段として選択します。

体温の日周期変動

ヒトの深部体温は，一定ではなく，日周期変動があります（**図2**）。**変動の幅は0.5～0.7℃**です。睡眠中に下がり，午前6時ころに最低になります。そして，覚醒し活動すると上昇するため，夕方に最高になります。ただし，日周期変動は，保育所に通っているかどうかなどの生活環境や，起床時間や就寝時間などの生活リズムに影響を受けます。朝，昼，夕，寝る前など，1日4回ほど体温を測定して，子どもの日周期変動を把握しましょう。

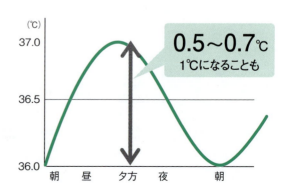

図2　体温の日周期変動

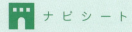

体温計の仕組み

　体温計には，**予測式**と**実測式**の2種類があります。通常の電子体温計は，これら2種類の機能があります。平衡温（これ以上は上がらない温度）を直接測定するのが実測式です。予測式とは，体温計で感知した体温の上昇カーブから平衡温を分析して，20秒程度で体温を表示します。そして，そのまま10分以上測定すると実測式として使用できます（**図3**）。

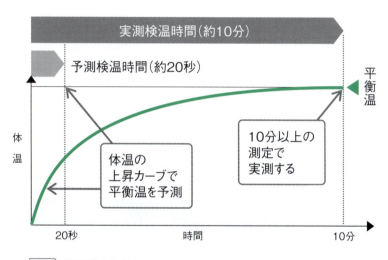

図3　体温計の仕組み

非接触型の体温計

　体温計を直接皮膚に接触させなくとも測定できる，**非接触型の体温計**があります（**写真1**）。これは，体内から放出される遠赤外線から皮膚温を測定し，深部体温を予測する仕組みになっています。皮膚温を基準にするため，**環境温に影響を受けやすく**，深部体温との誤差が大きく出る可能性があるのが欠点です。ただし，新型インフルエンザなどの感染力の強い感染症が流行した場合や，泣き騒いで測定困難な子どもの体温測定には，有効活用できます。

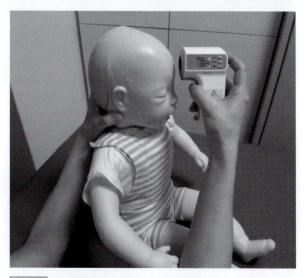

写真1　非接触型の体温計（2秒で測定）

発熱

体温の測定方法（腋窩温測定の場合）

子どもの体温測定の方法と手順を以下に示します。

① わきの下（腋窩）の汗をよく拭き取ってから，体温計をはさみます。
② 体温計の先がわきの下の真ん中，奥にくるように当てて，腋窩動脈の走行に沿うように45°の角度で，上向きにはさみます（**写真2**）。そして，子どもの腕を軽く押さえます。
③ 外から帰ってきてすぐに測定せず，少し落ち着いて，汗がひいてから測定します。
④ 赤ちゃんは厚着や暖房などの影響で，高く測定してしまうことがあります。おかしいなと思ったら，少し薄着にして，しばらくしてからもう一度測定しましょう。

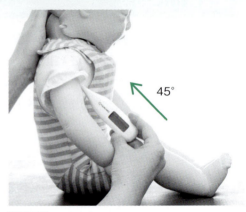

写真2　腋窩温測定のポイント

発熱の仕組み

外因性発熱物質であるウイルスや細菌毒の刺激が，マクロファージや単球などに作用して，内因性発熱物質であるインターロイキン-1（IL-1）を産生します。IL-1が視床下部の視索前野を活性化し，プロスタグランジンが放出され体温上昇機構が活動します。脳は体温のセットポイントが通常よりも高いと認識して，体温が上昇するように全身に指令を送るのです（**図4**）。解熱薬であるアスピリンは，このプロスタグランジンの合成を阻害するものです。

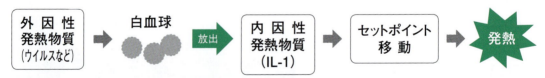

図4　発熱の仕組み

発熱の基準

どの程度の体温上昇を発熱とするかを，以下に示します。体温上昇は，ウイルスや細菌などの微生物の成長や増殖を妨げ，また，抗体産生が増大するなどのメリットがあります。

① 発熱とは，体温が37.5℃以上
② または，体温が平熱より1℃高い
③ 高熱とは，体温が38.5℃以上

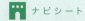

生後3か月未満の発熱は要注意

　生後3か月未満の乳児は，母体由来の抗体によって守られているため，通常，感染症には罹りません。そのため，このころの乳児が発熱した場合は，敗血症や髄膜炎，尿路感染症などの重症細菌感染症である可能性が高くなります（図5）。

　また，感染症の原因である症状や徴候が乏しく，症状が急激に悪化することも予測されます。特に尿路感染症の場合は，無症状であることが多いため，尿検査を行って，尿路感染症を早期に発見しなければなりません。

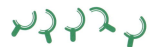
妊娠36週以降に，胎盤を通して母親から病気に対抗する「抗体」をもらう

「抗体」は生後2か月ころから減少する

「抗体」は生後6か月ころにはなくなってしまう

「抗体」がまだ十分にある時期の発熱は，**重症の感染症**である可能性が高い

図5　乳児期早期の発熱

体温計の数字に振り回されない

　体温計の数字はあくまでも目安です。むしろ，バイタルサインや子どもがぐったりしている加減，機嫌，食欲，咳嗽やそのほかの症状の有無などをよく観察します。保護者には，体温測定は1日3回くらいにして，高熱か微熱か程度を把握し，全身状態をよくみるように説明します。また，クリニック独自の体温測定表を作成して，次回の受診までに記録してもらうようにするのがよいでしょう。

発熱の後に低体温？

　乳幼児は，体温のセットポイントの上昇が解消され解熱した後に，一時的に35℃台の低体温になることがあります（図6）。これは，乳幼児は体温調節が未熟なため，セットポイントが平熱に戻るまでに時間がかかるからです。解熱後に体温が35℃台になっても，2～3日経過すれば自然に元の平熱に戻るため心配ありません。

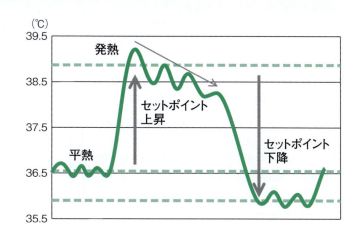

図6　体温のセットポイントの変動

発　熱

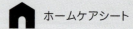
ホームケアシート

発熱は体を守るための防御反応（生体を守るための反応）

発熱は，病気の原因であるウイルスや細菌と有利に闘うための防御反応です。体温が上がるとウイルスや細菌の活動が弱まり，感染の悪化を防ぐことができます。また，体温の上昇とともに免疫が活性化されて，早く病気から回復することができるのです。

発熱時の受診の目安

①生後3か月未満の発熱は急いで受診しましょう。
②生後3か月を過ぎていて，機嫌がよければ急いで受診する必要はありません。夜間ならば，翌日まで待って，かかりつけ医に受診しましょう。
③お母さんが**「いつもと違う」**と思ったら，早めに受診しましょう。

解熱薬の使い方

解熱薬は，熱によるつらさを軽くするための薬で，病気を治す薬ではありません。熱を下げることばかりに気をとられないようにしましょう。
①**38.5℃以上でつらそうにしていたら使いましょう。**
②高熱でも元気そうなら使わなくてもいいのです。また，眠っている子どもを起こしてまで使う必要はありません。
③一度使ったら，次に使うまでは4～6時間以上空けましょう。

Q 発熱時の体の冷やし方は？

冷えたタオルで頭を冷やすのは，気持ちがよいものです。わきの下や足の付け根の大きな血管があるところを冷やすのも効果がありますが，子どもの場合には難しいことがあります。例えば，保冷剤をタオルでくるみ，抱っこするときに子どもの背中にあててもよいでしょう。

でも，子どもがいやがるときは無理に冷やさず，薄着にしたり，冷房をじょうずに使いましょう。汗をかいたらこまめに下着を取り換えて，水分を十分に与えてください。

Q 解熱薬は「飲み薬」か「坐薬」か？

効き目は同じです。ただし，**飲み薬は早く効き，坐薬は長く効く**特徴があります。

子どもの解熱薬は**アセトアミノフェン**を主に使います。大人が使用する解熱薬は使わないようにしましょう。

Q 生後3か月未満の赤ちゃんは？

生後3か月未満の赤ちゃんは，解熱薬を使用すること自体がリスクを伴う場合があります。このころの赤ちゃんは解熱薬を使用しないようにしましょう。

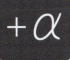

抗菌薬適正使用

薬剤耐性（AMR）とは

　薬剤耐性（antimicrobial resistance；AMR）とは，抗菌薬（抗生物質）の過度の使用により，病原体が変化して，抗菌薬が効かなくなることです。この変化した病原体を耐性菌といいます。薬剤耐性により，世界では年間70万人が死亡しており，このまま加速すれば，がんの死者数を上回ることになります。わが国でも薬剤耐性の問題は深刻であり，2016年に「薬剤耐性対策アクションプラン」が策定されました[1]。

小児抗菌薬適正使用支援加算

　「薬剤耐性対策アクションプラン」の一環として，2018年度の診療報酬改定において，「小児抗菌薬適正使用支援加算」が新設されました。これは，「小児科外来診療料」および「小児かかりつけ診療料」の包括医療に付随する加算として請求できます。**請求要件**は，①施設基準＊を満たす保険医療機関であること，②抗菌薬の投与の必要性が認められないものに対して，療養上必要な指導と説明を行い，③文書（**資料1**）により説明内容を提供した場合の3点です。これらの要件を満たした場合に，**80点**を加算して請求できます。

＊　施設基準：薬剤耐性対策アクションプランに位置づけられた「地域感染症対策ネットワーク（仮称）」にかかわる活動に参加し，または感染症にかかわる研修会などに定期的に参加していること。請求にあたり，これらの施設基準を満たしていれば届出を行う必要はない。

資料1　説明用の文書の例

かぜに抗菌薬（抗生剤）は効きません！

　「かぜをひいたらお医者さんに行って抗菌薬をもらおう…」そんなふうに思っていませんか？　実は抗菌薬はかぜやインフルエンザウイルスには効きません。細菌とウイルスは違う性質をもち，大きさ・構造・増え方が異なります。抗菌薬は細菌だけに有効な薬なのです。

抗菌薬は正しく飲みましょう！
- 抗菌薬は処方どおり最後まで飲みきる
- とっておいて，あとで飲んだりしない
- 人にあげたり，もらったりしない
- わからないことは医師や看護師，薬剤師に相談する

（うがい　手洗い　マスク　咳エチケット　予防接種を!!）

今，薬剤耐性が問題になっています！

　薬剤耐性とは，抗菌薬の使用により病原体が変化して，抗菌薬が効きにくくなる，または，効かなくなることです。現在，薬剤耐性によって世界では年間70万人が死亡しています。このまま何の対策も講じなければ，約30年後には1,000万人が死亡すると予測され，がんの死亡者数を上回る可能性があります。薬剤耐性は，世界的な問題であり，わが国もこれに取り組むため2016年に「薬剤耐性対策アクションプラン」が策定されました。

説明年月日：　　　年　　　月　　　日　医師印

〔AMR臨床リファレンスセンター：かしこく治して，明日につなぐ；抗菌薬を上手に使ってAMR対策. http://amr.ncgm.go.jp/（2018年6月22日最終アクセス）より一部改変〕

［文　献］

1) 厚生労働省：薬剤耐性（AMR）対策について. http://www.mhlw.go.jp/stf/seisakunitsuite/bunya/0000120172.html（2018年6月22日最終アクセス）

Q&A 熱性けいれん

Q1　熱性けいれんの発作の症状を教えてください

A　一般的な熱性けいれんの発作型は，強直型（つっぱる）と間代型（がっくん，がっくん）が同時に起こる型（強直間代型）が6割を占めます。そのほかには，脱力発作や部分発作があります。加えて，意識消失，呼吸抑制，眼球上転，嘔吐などの症状があります。

「発熱したときにぶるぶるとふるえたが，意識はしっかりしていた」ときには，発熱初期の「悪寒」の状態です。

Q2　けいれんかどうかの判断基準を教えてください

A　強直間代型の単純型熱性けいれんではなく，脱力発作や部分発作を起こす複雑型熱性けいれんは，目に見えて明らかな症状がないことがあります。このような場合には，「けいれん発作を起こして意識がない」のか，または，「眠っている」のかを外観上で判断することは困難です。

そこで，判断する観察点として，「瞳孔の大きさ」を知っておくと便利でしょう。「けいれん発作を起こして意識がない」場合には，瞳孔は大きく散大しています。単に「眠っている」場合には，瞳孔は小さく縮瞳しています。瞳孔の大きさの観察点は，てんかん発作かどうかを鑑別する際にも使用できます。

Q3　熱性けいれんの既往がある小児において，発熱時のジアゼパム坐薬投与の適応基準について教えてください

A　『熱性けいれん診療ガイドライン2015』[1]では，複雑型熱性けいれん，特に，遷延性発作（けいれんの持続時間が15分以上）などの既往の小児に対して，発熱時のジアゼパム坐薬投与を推奨しています。

ただし，けいれん発作を目撃した保護者の不安はかなり大きいものです。状況によっては，発熱時のジアゼパム坐薬投与を検討しましょう。

Q4　熱性けいれんの後の予防接種について教えてください

A　1994年，予防接種法の改正があり，義務接種から勧奨接種に，また，集団接種から個別接種に移行しました。そして，「個々の体調と都合を見計らって基本的にかかりつけ医が個別に接種する」環境下では，熱性けいれん最終発作から2～3か月間の観察期間をおけば，予防接種が可能です。加えて，かかりつけ医の判断で，予防接種

の有用性が高い場合には，2〜3か月間の観察期間を短縮できます。

　ただし，予防接種後の発作時の対応として，①自宅でのジアゼパム坐薬の使用法，②けいれん重積時の救急病院のかかり方を，保護者に説明・確認しておくことが重要となります。

Q5　クリニックで熱性けいれんを起こした子どもの対応を教えてください

A　クリニックで熱性けいれんを起こした子どもの対応方法ですが，院内の対応マニュアルを作成しておく必要があります。子どもの熱性けいれんは，予期なく待合室でも診察室でも突然に起こります。まずは，どの場所で熱性けいれんを起こしても，処置する場所を事前に決めて，診療スタッフ全員で子どもの処置にあたるようにします。そして，1年に1回は，急変時の対応のシミュレーション研修を行いましょう（p38「急変対応」参照）。

Q6　家庭で熱性けいれんを起こした場合の注意点を教えてください

A　熱性けいれんを起こした子どもの半数は再発の可能性があるため，次に熱性けいれんを起こしたときのための対応を保護者に説明します。まず，けいれん発作の様子を観察して，急な嘔吐などへの対処方法を説明します。そして，緊急時の連絡先の一覧表を作成して，保護者に渡しましょう。

Q7　解熱薬は熱性けいれん再発に影響しますか？

A　従来から，解熱薬使用後の再発熱での発作の可能性が懸念されていて，「熱性けいれんの既往の子どもには解熱薬を使用しないように」という考えがありました。『熱性けいれん診療ガイドライン2015』[1]ではこの考えが検討されて，「解熱薬使用後の熱の再上昇による熱性けいれんの再発のエビデンス（証拠）はない」と記されています。つまり，熱性けいれんの既往の有無にかかわらず，通常どおり解熱薬を使用してもよいと判断されています。

［文献］

1) 日本小児神経学会・監. 熱性けいれん診療ガイドライン策定委員会・編：熱性けいれん診療ガイドライン2015. 診断と治療社，東京. 2015.

咳

咳とは

　咳とは，気道浄化に必要な生体防御反応です。2013年，当院への受診理由を調査した結果，第2位の発熱を抜いて，咳が第1位でした[1]。また，子どもが咳をする原因は，生理的な範囲の咳から，かぜなどによる急性疾患の咳，気管支喘息などの慢性疾患による咳，そして心因性咳嗽まで幅広くあります。つまり，クリニックでは，咳や呼吸が苦しい状態に対する介入がもっとも多いことを示しています。

咳が起こる仕組み

　喉の一部がいがらっぽくなり，咳が出てしまう経験は誰しもあることです。その咳が引き起こされる部分を，咳の受容体といいます。**咳の受容体は，喉（咽頭・喉頭）を含む上気道から下気道，外耳道，横隔膜まで広く分布**しています。これら咳受容体への刺激が咳中枢を介して，咳が起こります。

　ただし，咳は，受容体への刺激がなくとも，随意的に咳をすることもでき，かつ，抑制することもできるため，病気かどうかを見分けるのが困難な場合もあります。

咳の分類

　日本呼吸器学会による『咳嗽に関するガイドライン第2版』[2]によると，咳は持続する期間によって，以下のように定義されています。
　①急性咳嗽：3週間未満の咳
　②遷延性咳嗽：3～8週間続く咳
　③慢性咳嗽：8週間以上続く咳

　成人と子どもでは，持続期間による咳の分類は同一ですが，特に慢性咳嗽の原因となる疾患は異なります（**表1**）。ただし，**保育所などで集団生活をしている子どもは，ウイルス感染を繰り返して，常に咳や鼻汁が多い状態**です。一つひとつのウイルス感染が，短い間隔で繰り返しているだけで，慢性咳嗽とは一概には判断できません。そこで，病歴を詳しく聴取する必要があります。

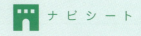

表1 慢性咳嗽の原因疾患（子どもと成人）

子ども	成人
●後鼻漏症候群（副鼻腔気管支症候群） ●気管支喘息 ●アレルギー性鼻炎 ●受動喫煙 ●結核 ●誤嚥（胃食道逆流症，咽喉頭逆流症） ●先天異常（咽頭・気管軟化症，気管狭窄） ●気道異物 ●心因性咳嗽　など	●咳喘息 ●気管支喘息 ●COPD（慢性閉塞性肺疾患） ●感染後咳嗽 ●後鼻漏症候群（副鼻腔気管支症候群） ●胃食道逆流症 ●アトピー咳嗽　など

（咳嗽に関するガイドライン第2版作成委員会・編：小児の遷延性および慢性咳嗽．咳嗽に関するガイドライン第2版，日本呼吸器学会，東京，2012，p8, 73. を参考に作成）

子どもの呼吸器の特徴

　子どもの咳を考えるうえで，子どもの呼吸器の特徴を知っておく必要があります。それらを以下にまとめます。
　①分泌物が多い
　②胸郭が小さい
　③気道径が狭小である
　④呼吸筋（横隔膜，肋間筋など）の収縮力が弱い
　⑤免疫学的に未熟であり，感染を起こしやすい
　このように子どもは，鼻汁や痰などの分泌物が多いわりには，気道が狭く，呼吸筋の収縮力が弱いため，効果的に咳をして分泌物を出すことが苦手です。そのため，咳が長引くことも多くなります。

肺音を聴いてみよう

　咳がひどい子どもに対する肺音の聴診は重要です。
　肺音とは，「呼吸音（呼吸による空気の流れから発生した音）」と「複雑音（それ以外の雑音）」です。肺音の分類を**図1**に示します。肺聴診の際には，複雑音である肺内から発生するラ音を聴き分けることが重要です。**ラ音には，連続性ラ音と断続性ラ音**があります。ここでは，子どもに多く聴取されるラ音の種類と，考えられる疾患を**表2**にまとめます。

咳

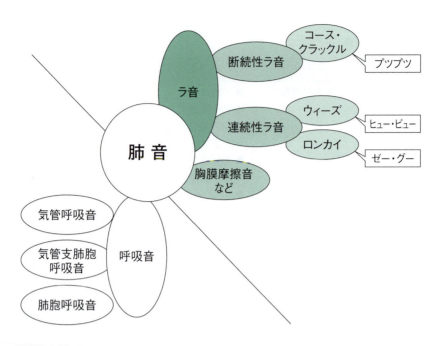

図1 肺音の分類（子どもによく聴取される肺音を中心に作図）
〔清川浩, 高瀬眞人：肺聴診の基礎. 小児看護 37(1)：17-25, 2014, より改変〕

表2 ラ音の種類と主な疾患（子どもの場合）

ラ 音	種 類	表 記	読 み	音の聴こえ方	主な疾患
連続性ラ音	低音性連続性ラ音	rhonchi	ロンカイ	ゼー・グー	喘息性気管支炎 副鼻腔気管支症候群
	高音性連続性ラ音	wheezes	ウイーズ	ヒュー・ピュー	気管支喘息 喘息性気管支炎
断続性ラ音	粗い断続性ラ音 （水泡音）	coarse crackles	コースクラックル	プツプツ	細菌性肺炎 気道感染症

咳がひどいときの受診の目安

子どもが咳をしていても，元気に走り回っているのであれば，基本的に受診の必要はありません。以下に示すように，子どもの生活に支障をきたすようになったならば，それが受診のタイミングです。

　①息苦しそうになったとき
　②強い咳で夜眠れないとき
　③咳込んで何度も吐いてしまうとき
　④水分をあまり飲まないとき
　⑤高熱が出たとき

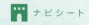

咳とくしゃみの違い

　咳とは，一度声門を閉じて，息をこらえることにより胸腔内圧を上げて，爆発的な呼気を行うことです。呼気の速度が900km／時以上に達することもあります。これに対して，くしゃみとは鼻腔粘膜の刺激に対する反射なので，咳ほどの勢いはありません。一見，くしゃみのほうが鼻汁や唾液などの分泌物が飛び散るため，勢いがあるように感じますが，気道異物を排除するためには，咳のほうが効果的です。

子どもに多い咳がひどくなる感染症

　子どもに多い咳がひどくなる感染症は，乳児ならば**RSウイルス感染症**であり，幼児ならば**マイコプラズマ感染症**です。そのほかには，全年齢をとおして，百日咳やヒトメタニューモウイルス感染症などがあります。次ページに，クリニックに受診する感染症で多くみられる，RSウイルス感染症のホームケアを紹介します。

---

column　呼吸リハビリテーション

　呼吸リハビリテーションは，①気道の確保，②排痰の促進，③呼気の促進，④虚脱した肺胞への換気の改善，の効果があります。手技の一つである**スクイージング**は，外来に訪れた子どもにも手軽に行える手技です。スクイージングをして，末梢気道に貯留した痰を中枢気道に集めて咳を促すことで，効率よく痰を出すことができます。

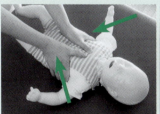
①側胸部を両手ではさみ加圧する方法

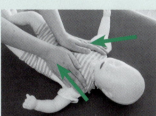
②前胸部に両手を当てて加圧する方法

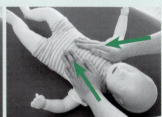
③鎖骨下に両手を当て上方から加圧する方法

写真1　スクイージングの基本方法
〔伊藤舞美：外来で行う呼吸リハビリテーション．小児看護 39(2)：103-136, 2016．より引用〕

［文　献］
1）伊藤舞美：外来の看護師が小児に行う呼吸リハビリテーション．小児看護 37(1)：2-8, 2013．
2）咳嗽に関するガイドライン第2版作成委員会・編：咳嗽に関するガイドライン第2版，日本呼吸器学会，東京，2012．

RSウイルス感染症

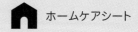 ホームケアシート

RSウイルス感染症とは？

　RSウイルス感染症とは，毎年寒くなると流行する代表的な呼吸器感染症で，いわゆるかぜの原因ウイルスの一つです。

　乳幼児が，この病気にかかった場合，細気管支炎になることがあります。

　細気管支炎の特徴的な症状は呼吸困難です。

　最初は鼻水で始まり，同じころか，やや遅れてゼーゼーや咳もどし，陥没呼吸などがみられます。熱は必ずしも高くなるとは限りません。

　この病気の特徴は，6か月未満の赤ちゃんがかかりやすいこと，熱は微熱のことが多く，熱が高くならないわりに急速に呼吸困難に進行することがあります。

　小さく生まれた赤ちゃんや心臓に病気がある赤ちゃんは，特に注意が必要です。

　幼児では，咳や鼻水が出る"かぜ"で経過することがほとんどです。

注意する症状

①母乳やミルクが飲みにくい
②呼吸が速い（1分間に60回以上）
③呼吸のたびに鼻がぴくぴくする
④呼吸するとき，肋骨の間がへこむ（陥没呼吸）
⑤熱が5日以上続く（下がった熱がまた出る）

治　療

①水分を十分にとらせて痰をやわらかくします
②湿った咳には，痰を出しやすくする薬剤を与えます
③痰を出しやすくする薬剤の吸入や，鼻汁の吸引をします
④細菌の2次的な侵入を防ぐため，抗菌薬を投与することがあります

家庭で気をつけること

 呼吸が苦しいため，ミルクあまりを飲めないときは？

　1回のミルク量を少なくして，回数を多くするか，1回の授乳時間を短くして，回数を多くすると，赤ちゃんの負担が軽減して，水分摂取量が増えることがあります。

 咳がひどいときはお風呂に入れてはダメ？

　熱がなければ，赤ちゃんの負担にならないように短時間の入浴は可能です。

　お風呂に入ると，痰が切れて，鼻水もとれやすくなります。

気道可逆性検査
気管支喘息か否かを判断するために

　咳が長引く子どもに対して，気管支喘息か否かを判断するためには，スパイロメータ（**写真1**）を使用した**気道可逆性検査**＊が有用です．気道可逆性検査は，気管支拡張薬吸入の前後でスパイロメトリーを行います（**写真2**）．これによって，肺機能が改善すれば，気道可逆性ありとなり，閉塞性肺疾患である気管支喘息の可能性が高いことを意味します．

＊気道可逆性：自然または治療に反応して起こるとみられる気流制限の変化を示す用語．原則として，気道可逆性検査に影響する薬剤は一定期間休薬する[1]．

気道可逆性検査の方法
① スパイロメータでスパイロメトリー（肺機能検査）を行う
② 気管支拡張薬（短時間作用性 β_2 刺激薬あるいは抗コリン薬）の吸入
③ 短時間作用性 β_2 刺激薬ならば15〜30分，抗コリン薬ならば30〜60分空ける
④ 再度，スパイロメトリーを行う
⑤ 両者の結果で得られた FEV_1（1秒量）の値で改善量・改善率を計算する

改善量・改善率の計算方法と判定

> 改善量＝吸入後 FEV_1 －吸入前 FEV_1（mL）
>
> 改善率＝（吸入後 FEV_1 －吸入前 FEV_1）÷吸入前 FEV_1 ×100（％）

※成人では，改善量200mL以上かつ改善率12％以上で気道可逆性ありと判定する．小児では，改善率10％以上をカットオフとする[2]．

スパイロメトリーの注意点

　スパイロメトリーは，子どもの努力度や測定実施者の手技に大きく影響されます．子どもが息を「いっぱい吸って（最大吸気）」「いっぱい吐いて（最大呼気）」「思いっきり吐く（最大努力呼気）」がじょうずにできるように練習します．測定実施者である看護師は，事前に練習を積んで技術を習得しておきます．子どもの検査に際しては，子どもを励ましつつ，測定実施者自身も一緒にスパイロメトリーを行うつもりで取り組みましょう．

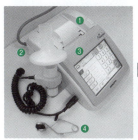

写真1 ▶ スパイロメータ
❶ 記録紙
❷ フィルター付きマウスピース
❸ 患者情報入力画面
❹ 鼻つまみ器

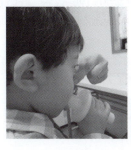

写真2 ▶ 5歳・男児のスパイロメトリーの場面
鼻を母親につまんでもらって思いっきり吐く

[文献]
1) 平井康太：肺機能検査．小児看護 39(2)：148-152, 2016.
2) 荒川浩一，足立雄一，海老澤元宏，他・監，日本小児アレルギー学会・作成：病態評価のための検査法．小児気管支喘息治療・管理ガイドライン2017, 協和企画，東京, 2017, pp70-88.

カフアシスト

　カフアシストは，カフ（cough：咳）をアシスト（assist：介助，補助）する機器です。痰を出すのに効果的な咳を促すことができます。カフアシストは，在宅診療の場面で多く導入されるようになりましたが，外来でも効果的に使用することができます。カフアシストの原理は，気道に陽圧を加えた後に，急速に陰圧にシフトすることにより，高い呼気流量を生じさせ，咳を促します。外来では，痰の貯留があるのに咳がうまくできない場合や，気管支喘息発作で酸素飽和度が低下している場合に使用できます。

カフアシストの一般的な設定

① 呼気の設定（呼気時間：2.0秒，呼気陰圧：−20cmH$_2$O）
② 吸気の設定（吸気時間：2.0秒，吸気陽圧：＋20cmH$_2$O）
③ 一時停止時間（呼気＋吸気の1セットから次のセットまでの時間：2.0秒）
④ オシレーションの有無（呼気/吸気/その両者に連動させて振動を与えるモード）
⑤ トリガーの有無（吸気をトリガー/トリガーなし）

カフアシストの使用方法（吸気にトリガーを設定した場合）

（ア）あらかじめカフアシストの設定をしておく（吸気/呼気±20cmH$_2$O，一時停止2秒）上記「カフアシストの一般的な設定」参照）。
　→❶
（イ）呼吸音の聴取とバイタルサインの測定。
（ウ）幼児・学童に行う場合には，吸気/呼気に合わせて，圧が加わることを説明する。また事前に，フェイスマスクを子どもの胸の上にあてて，吸気/呼気のタイミングを，皮膚感覚をとおして感じてもらう（この場合，自動モードに変更する）。
（エ）「深呼吸をして」と声をかけて，子どものタイミングで息を大きく吸い込んでもらう。
　→❷
（オ）機械の作動に合わせながら「吸ってー，吐いてー」と声をかける。
　→❸，❹
（カ）吸気/呼気のセットを3セット行った後，フェイスマスクを口鼻からはずして，咳を促す。
　→❺
（キ）咳による排痰がない場合は，吸気/呼気のセットを3セット追加する。
（ク）呼吸音の聴取とバイタルサインの測定をして，記録する。

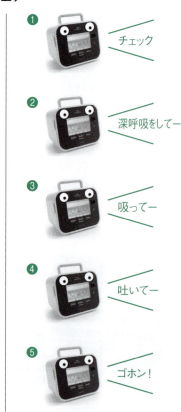

〔伊藤舞美：外来で行う呼吸リハビリテーション；スクイージングとカフアシスト．小児看護 39（2）：130-136, 2016．より引用〕

鼻汁

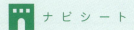

鼻汁とは

　肺炎球菌，インフルエンザ菌などの細菌や，インフルエンザウイルス，RSウイルスなどの多くのウイルスは，鼻の内部である鼻腔内で増殖して，感染が成立します。そこで，鼻汁で洗い流すことによって，鼻腔内に細菌やウイルスが増殖するのを防ぐことができます。このように鼻汁は，鼻腔内の浄化に必要な生体防御反応です。

鼻の構造

　鼻腔は，鼻中隔により左右に分かれています。さらに，左右の鼻腔は3つの鼻甲介により上鼻道，中鼻道，下鼻道に分かれています（**図1**）。

　鼻腔の壁全体は，鼻粘膜で被われています。鼻粘膜には，**嗅粘膜**と**呼吸粘膜**があり，それぞれ異なる役割を果たしています（**表1**）。鼻粘膜である嗅粘膜や呼吸粘膜からの分泌物，副鼻腔の粘膜からの分泌物の集合体が鼻汁です。

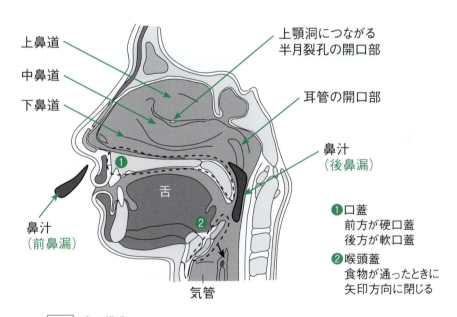

図1　鼻の構造

〔伊藤舞美：鼻汁吸引．小児看護 39(2)：246-250, 2016. より引用〕

表1　鼻粘膜の役割

嗅粘膜	●においを感知するための嗅覚受容体 ●漿液分泌腺があり鼻粘膜表面を整えている
呼吸粘膜	●鼻から吸い込まれた外気を湿度100％に加湿し，37℃に加温して下気道へと誘導する ●粘膜上皮細胞の線毛の作用により異物を排除する

鼻汁

鼻汁の名称

鼻汁には，2つの名称があります。1つ目は，鼻孔から前に出てくる鼻汁を**前鼻漏**といいます。2つ目は，鼻腔の奥である咽頭に流れ込む鼻汁を**後鼻漏**といいます（図1）。乳幼児の口を開けて，咽頭所見を取る際に，この後鼻漏が確認できるときがあります。膿性鼻汁が後鼻漏となって確認できたならば，**副鼻腔炎**を疑います。

column　副鼻腔炎

ヒトの頭蓋骨には多数の空洞があります。脳や眼球を収納するための空洞は，当然必要なものですが，中身がからっぽの空洞も複数存在します。どうしてこのような空洞が存在するのかは，外部からの衝撃を緩和するためや，空洞により頭部の重さを軽減するためなど，諸説あります。
中身がからっぽの空洞のなかで，鼻腔とつながっている空洞を，副鼻腔といいます。副鼻腔には，上顎洞，前頭洞，蝶形骨洞，篩骨洞があり，眼窩の真下の上顎洞がもっとも大きい副鼻腔となります。また，上顎洞と鼻腔をつなぐ通り道を半月裂孔（図1）といいます。鼻腔の炎症が進むと，半月裂孔を介して鼻汁が上顎洞にたまります。これが副鼻腔炎，いわゆる「蓄膿症」です。

鼻汁の観察

子どもの鼻汁の性状をみることで，子どもの病状を予測することができます（**図2**）。例えば，子どもが発熱し，さらさらした透明の鼻汁が出ているならば，ウイルス感染による上気道炎，つまり，かぜの初期症状です。また，熱がなく，さらさらした鼻汁が前鼻漏となり多量に流れ出る場合は，アレルギー性鼻炎です。

特に注意が必要な鼻汁は，膿性の鼻汁です。どろどろした膿性の鼻汁の場合は，中耳炎や副鼻腔炎，鼻内異物などを考えます。

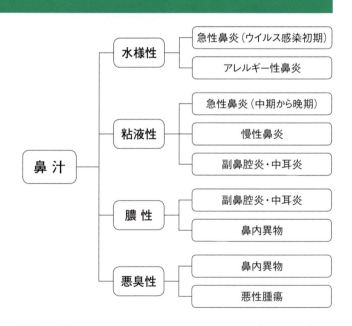

図2　鼻汁の性状と予測される疾患
（工藤典代：鼻汁があれば．子どものみみ・はな・のどの診かた，南山堂，東京，2009，pp36-37．より一部改変）

ナビシート

有効な鼻汁吸引

　以前は，鼻汁を止めるために，子どもに抗ヒスタミン薬を使用する機会が多かったのですが，最近では少なくなりました。つまり，必要だから出ている鼻汁を止めることよりも，鼻汁を取ることに重点を置くようになってきたからです。

　鼻汁のケアとして，鼻汁吸引は有効です。「小児急性中耳炎診療ガイドライン2013年版」[1)]には，「鼻処置により鼻咽腔の細菌叢を健全化し耳管機能の改善をはかることは，急性中耳炎の治療に有益と推定される」と記されています。細菌が含まれる膿性の鼻汁を取り除くことにより，副鼻腔炎や中耳炎の予防につながります。

> **column　中耳炎**
>
> 　鼻腔の奥には，耳管の開口部（図1）があり，耳管は中耳につながる道になっています。耳管開口部は通常，閉じていますが，必要なときに開いて，中耳内部（鼓室）の気圧を調節しています。
> 　例えば，飛行機が離陸・着陸するときに，耳の聞こえが悪くなるのは，咽頭と鼓室の気圧に差ができるからです。
> 　中耳炎はどのようにして発症するのでしょうか。中耳炎は，外耳道から細菌が侵入して発症するのではありません。咽頭に通じる耳管から細菌が侵入することにより，中耳炎を発症します。つまり，細菌を多量に含んだ膿性鼻汁が，鼻腔や咽頭に停滞することにより，耳管の開口部から細菌が侵入して中耳まで達することで，中耳炎を発症するのです。

外来で行う鼻汁吸引

　外来で鼻汁吸引を行うときに必要なものは，電動吸引器と吸引管です。

　電動吸引器は，設置型と，バッテリーで使用できる携帯型の2種類を準備しておくと便利でしょう。設置型は日常的に使用するもので，携帯型は非常用です。

　吸引管の種類は，オリーブ管や，ノズルがシリコンの製品（**写真1**）が使いやすいでしょう。ノズルに弾力があると，いやがって動く幼児に対しても，安全に鼻汁吸引を行うことができます。

　また，鼻汁吸引を行う際には，鼻腔と副鼻腔である上顎洞の通り道の半月裂孔の部分を圧迫しながら行うのが効果的です（p118「鼻汁吸引の固定」参照）。吸引圧は，－20KPa（－150mmHg）以内に設定します。また，1回の吸引時間は15秒以内とします。

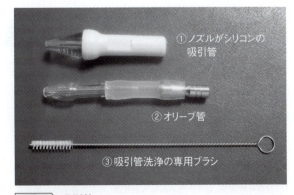

写真1 吸引管
①ノズルがシリコンの吸引管
②オリーブ管
③吸引管洗浄の専用ブラシ

鼻汁　　　　　　　　　　　　　　　　　　　　　　　　　　ナビシート

家庭で行う鼻汁吸引

家庭で行う鼻汁吸引の方法は，3通りがあります。それぞれの方法と特徴を表2に示します。①の直接吸引は，子どもから母親，または，母親から子どもに細菌がキャッチボールして感染する可能性があるため，推奨されません。②の簡易型の吸引器は，口で息を勢いよく吸い込む動作が加わるので，子どもがうまく固定できない欠点があります。③の電動吸引器（写真2）は，コストがかかりますが，子どもを固定しやすく，電動なので簡便です。

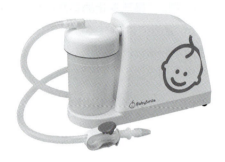

写真2　電動鼻汁吸引器（メルシーポット S-503，シースター株式会社）

表2　家庭で行う鼻汁吸引の種類と特徴

種類	方法	利点	欠点
①直接吸引	子どもの鼻孔に，母親が自分の口をあてて，直接鼻汁を吸い取る	コストがかからない 簡便	子どもから母親，または，母親から子どもに細菌が感染する可能性
②簡易型の吸引器	簡易型の鼻汁吸引器を使用して，母親がチューブの端をくわえて息を吸い込んで鼻汁を取る	低コスト 携帯できる	勢いよく吸い込まないと，うまく鼻汁が取れない 子どもの固定が難しい
③電動吸引器	電動の鼻汁吸引器を使用する	簡便 子どもの固定が容易 携帯できる	コストがかかる

鼻かみは有効

鼻かみは何歳から可能でしょうか。だいたい2歳から鼻かみの指導を行うことができます。鼻かみは鼻の片方ずつ行います。最初はうまくいかなくても，子どもに「鼻でフンと言ってごらん」と声かけして，何回か練習しているうちにうまくかめるようになります。

赤ちゃんの鼻づまり

赤ちゃんは生後2・3か月ころから，熱も咳もないのに鼻をつまらせることがあります。赤ちゃんの呼吸は鼻呼吸が主となるため，少しの鼻づまりでも苦しそうにみえます。鼻づまりが心配でクリニックを訪れる保護者もいますが，病気ではないことも多くあります。その際は，ホームケアに準じて説明を行います。

[文献]

1) 日本耳科学会, 日本小児耳鼻咽喉科学会, 日本耳鼻咽喉科感染症・エアロゾル学会・編：治療上注意すべき点, 抗菌薬, 鎮痛薬以外に用いる薬剤, 治療法について. 小児急性中耳炎診療ガイドライン2013年版, 金原出版, 東京, 2013, pp68-69.

鼻　汁

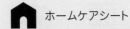

赤ちゃんの鼻づまり

赤ちゃんは，生後2・3か月ころから，熱も咳もないのに，鼻をつまらせることがあります。赤ちゃんは，鼻で呼吸するため，少しの鼻づまりでも息苦しそうにみえます。そして，鼻づまりや鼻水（鼻汁）が原因で，機嫌が悪くなったり，母乳やミルクの飲みが悪くなったりします。

鼻汁は生体防御反応（体を守る反応）

赤ちゃんは，妊娠中，お母さんのおなかの中では，ほぼ無菌室の環境にいます。そして，生まれて世の中に出てくると，いきなりさまざまな菌やウイルスにさらされます。鼻から入った菌やウイルスが増えて気道の奥に吸い込まれないように，鼻汁で洗い流す必要があります。このように，鼻汁は気道をきれいにする役割を担っているのです。

鼻汁があるときの受診の目安

鼻づまりや鼻汁があっても，機嫌がよければ，受診する必要はありません。次に示すようなときには，一度受診しましょう。
①鼻汁がたくさん出るようになった
②濃い色のついた鼻汁がたくさん出るようになった
③熱が出た
④母乳やミルクを飲む量が普段の半分以下になった
⑤咳が出て，ゼイゼイしている

鼻汁のケア

クリニックでは，鼻汁のケアとして，鼻汁吸引を行いますが，家庭でも鼻汁吸引を行うのは効果的です。
また，部屋を加湿して，鼻づまりを楽にしましょう。特にお風呂の湯気は，鼻づまりを楽にしてくれます。お風呂の後に鼻汁吸引をすると，鼻汁がやわらかくなって，効果的に吸引できます。

> **「後鼻漏（こうびろう）」って何？**
>
> ふだん鼻汁は，鼻の入口から前に出てきますが（前鼻漏），鼻の奥，喉のほうへ流れ込む鼻汁を後鼻漏といいます。診察のときに喉をみると，後鼻漏が見えることがあります。後鼻漏があると，副鼻腔炎（蓄膿症）や中耳炎の心配があります。

頭痛

頭痛とは

　以前は，頭痛がある子どもをみると，重症感染症である髄膜炎をまず疑わなければなりませんでした。それが，2008年のヒブワクチン，2010年の肺炎球菌ワクチンの発売以降，髄膜炎が激減して，髄膜炎が原因の頭痛をほとんどみなくなりました。現在，子どもの頭痛の原因の多くは，片頭痛と緊張型頭痛，副鼻腔炎によるものです。

頭痛の分類

　頭痛は，さまざまな原因で起こる症状，または症候群であり，国際頭痛学会が国際頭痛分類を公表しています。この分類は，2004年に第2版，2013年に第3版が公開されています。
　頭痛は，以下の3つに大きく分類されています（**表1**）。
① 一次性頭痛（機能性頭痛）
② 二次性頭痛（症候性頭痛）
③ その他（頭部神経痛など）
　子どもに多い片頭痛と緊張型頭痛は一次性頭痛であり，副鼻腔炎による頭痛は二次性頭痛です。

表1 頭痛の分類

一次性頭痛	① 片頭痛 ② 緊張型頭痛 ③ 三叉神経・自律神経性頭痛 ④ その他の一次性頭痛
二次性頭痛	⑤ 頭頸部外傷・傷害による頭痛 ⑥ 頭頸部血管障害による頭痛 ⑦ 非血管性頭蓋内疾患による頭痛 ⑧ 物質またはその離脱による頭痛 ⑨ 感染症による頭痛 ⑩ ホメオスターシス障害による頭痛 ⑪ 頭蓋骨，頸，眼，耳，鼻，副鼻腔，歯，口あるいはその他の顔面・頸部の構成組織の障害による頭痛あるいは顔面痛 ⑫ 精神疾患による頭痛
有痛性脳神経ニューロパチーなどの顔面痛およびその他の頭痛	⑬ 有痛性脳神経ニューロパチーなどの顔面痛 ⑭ その他の頭痛性疾患

〔国際頭痛学会・頭痛分類委員会・著（日本頭痛学会・国際頭痛分類委員会・訳）：国際頭痛分類．第3版beta版，医学書院，東京，2014．目次より作成〕

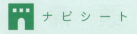

発熱を伴う急性頭痛

　発熱を伴う急性頭痛の原因の多くは，急性上気道炎（いわゆるかぜ）で，熱の上がり始めに伴うものです。ただし，激減したとはいえ，髄膜炎や脳炎の徴候である可能性も考えなければなりません。髄膜刺激徴候（項部硬直，ケルニッヒサイン）の有無やバイタルサインを含めた全身状態の観察と，ヒブワクチンや肺炎球菌ワクチンの接種歴の確認が必要です。

子どもの片頭痛

　子どもの慢性または反復性の頭痛で多いのが，片頭痛です。子どもの片頭痛は，1回の持続時間が成人と比べると比較的短くなります。また，成人の片頭痛は「片」，つまり頭の片側だけ痛くなるのが普通ですが，子どもでは前頭部や頭部全体を痛がる場合があります。また，幼少のころに，周期性嘔吐症，ケトン性低血糖症（ケトン血性嘔吐症）をしばしば発症していたのが，成長してから片頭痛に移行することも多くあります。

副鼻腔炎による頭痛

　子どもの頭痛の原因で多くみられるのが，副鼻腔炎です。頭痛のほかに，鼻閉，膿性鼻汁，後鼻漏，長引く咳などの症状があるときには，副鼻腔炎を疑います。クリニックでもウォータース法で副鼻腔のX線写真を撮り，診断することが可能です。副鼻腔炎による頭痛を軽減するためには薬剤による治療もありますが，鼻汁吸引や鼻かみの指導をして，鼻腔に鼻汁がたまらないようにすることが効果的です。

起立性調節障害による頭痛

　起立性調節障害の症状に，頭痛やめまいがあります。この場合，頭痛は片頭痛であることが多く，めまいは浮動性のめまいであることが多くなります。電車に乗車中，車窓から移りゆく景色を目で追っているうちに，頭痛とめまいが生じて立っていられなくなる，などのように発症します。このように，どのような場面で頭痛が起こるのか，聞き取ることも重要です。

頭　痛

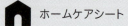
ホームケアシート

頭痛とは

子どもの頭痛は，急性の頭痛と，慢性・反復性の頭痛があります。急性の頭痛の原因は，かぜで発熱に伴う頭痛が多く，慢性・反復性の頭痛の原因は片頭痛が多くなります。そのほか原因はさまざまです。

観察のポイント

頭痛があるときは，以下に示すような観察ポイントがあります。

- 頭痛は，急に起こりましたか。または，慢性・反復性に起こりましたか
- 一度頭痛が起こると，どのくらい持続しますか
- 「朝起きたとき」など，決まった時間に頭痛が起こりますか
- ズキズキ痛みますか。ギュッと締めつけられたように痛みますか
- 発熱（37.5℃以上）がありますか
- 頭痛と同時に，めまいがありますか
- 鼻水が多かったり，ドロッとした鼻水が出たりしますか
- 中耳炎や副鼻腔炎の治療中ですか
- う歯（むし歯）の治療中ですか
- 頭痛のほかに，嘔気や嘔吐など，何か気になる症状はないですか

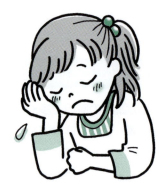

クリニックに受診するのは

- 一時的な頭痛でおさまらずに，長時間続くときや，慢性・反復性にあるとき
- 発熱（37.5℃以上）を伴った頭痛のとき
- めまい，嘔気・嘔吐など，頭痛のほかに気になる症状があるとき
- 慢性・反復性の頭痛では，①時間帯，②持続時間，③決まった場面があるか，などを記録して受診しましょう

腹痛

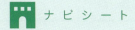ナビシート

腹痛とは

　子どもが腹痛でクリニックを受診するのは，便秘や下痢による，異常な蠕動運動が原因であることがほとんどです。この場合，腹痛は一時的であり，受診時には腹痛も消失して，ケロッとしています。対して，持続性の腹痛は緊急の疾患である場合もあり，注意が必要です。

乳児の腹痛

　乳児の腹痛のサインは，「機嫌が悪い」「激しく泣く」などです。これらのサインと腹部症状で疾患を予測します。

　乳児の腹痛の急性疾患で緊急を要するのは「腸重積症」です。「間欠的啼泣」「血便」「嘔吐」がそろったら，腸重積症を疑います。腸重積症は感染性胃腸炎に合併して起こることが多く，緊急に対応しなければならない疾患です。また，発症はまれですが，ロタウイルスワクチン接種後の副反応として腸重積症が起こることがあり，保護者に注意喚起する必要があります。

幼児の腹痛

　幼児になると，「おなかが痛い」と訴えられるようになります。しかし，実際に痛みの部位を確認しようとすると，怖がって腹部を触らせてもらえないことや，緊張のために正しい腹部所見がとれないことがあります。おもちゃなどで気をそらして，子どもがリラックスできるように声をかけます。このころの腹痛は，下痢や便秘による一時的なものが多いのですが，持続する場合には虫垂炎や腹膜炎の可能性もあります。

学童の腹痛

　学童の腹痛は，少し複雑になります。腹痛が一時的なものか，持続するものなのか，病歴を確認しようとしても，はっきりしない場合もあります。バイタルサインを含めた全身状態の観察が特に重要になります。

　また，このころになると心因性の腹痛である可能性もあります。子どものまわりで，緊張が高まるような環境がないかどうか確認しましょう。

腹　痛　　　　　　　　　　　　　　　　　　　　　　　ナビシート

「おなか」が原因以外の腹痛

　子どもの腹痛は，おなかの疾患が原因でない場合もあります。尿路感染症，血管性紫斑病，鼠径ヘルニア嵌頓などです。下痢や便秘の消化器症状がないときは，尿検査を行ったり，血管性紫斑病を疑って，下肢の出血斑の有無を確認したり，観察を密に行います。特にバイタルサインの変動は，隠れた急性疾患を見落とさないためにも重要な観察点です。

持続性の腹痛

　持続性の腹痛は，継続した治療介入が必要となります（表1）。

表1　持続性の腹痛から考えられる疾患

- 細菌性腸炎：カンピロバクター腸炎，サルモネラ腸炎など
- 虫垂炎，腹膜炎
- 炎症性腸疾患：潰瘍性大腸炎，クローン病など
- 血管炎に伴う腸炎：血管性紫斑病，結節性多発動脈炎など
- 薬剤性腸炎：NSAIDs*など
- 腫瘍性病変：腸管リンパ腫など
- 免疫不全に伴う腸炎：慢性肉芽腫症など
- 好酸球性胃腸炎
- 心因性の腹痛
- 尿路感染症
- 鼠径ヘルニア嵌頓
- 婦人科疾患（学童以降）：異所性妊娠，卵巣嚢胞茎捻転
- 外傷
- 虐待

＊NSAIDs：non-steroidal anti-inflammatory drugs（非ステロイド抗炎症薬）

腹痛があると相談を受けたら

　「子どもがおなかを痛がっています。どうしたらよいのでしょう」と，電話で相談を受けることがあります。ここ数日，排便を確認していないのであれば，まず，自宅で浣腸することを勧めましょう。そして，排便があって腹痛が消失したならば，受診の必要はありません。浣腸後も腹痛が持続するならば，受診してもらいましょう。浣腸して腹痛が解決する場合が多くあります。また，便秘が原因以外の疾患であっても，浣腸が病気に影響を与えることはほとんどありません。

腹痛

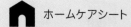ホームケアシート

子どもの腹痛

　子どもの腹痛は一時的なことが多く，その原因は，下痢や便秘による異常な蠕動運動（腸の動き）であることがほとんどです。しかし，なかには治療が必要なこともあるため，腹痛がすぐに治まるのか，持続するのか，発熱などその他の症状がないのかを，よくみてみましょう。

赤ちゃんの腹痛

　赤ちゃんは，機嫌が悪いことで腹痛を表現します。特に注意したいのは，腸重積症の症状である，「嘔吐」「血便」「泣きと不機嫌を繰り返す」の3つの症状がそろったときです。ただし，生後3か月未満の赤ちゃんは3つの症状がそろわないこともあります。機嫌が悪く，哺乳量がいつもの半分以下になったら，医療機関に相談しましょう。

幼児の腹痛

　幼児の腹痛の原因は下痢や便秘であることが多いのですが，なかには虫垂炎や腹膜炎などの可能性もあります。腹痛が一時的ですぐおさまるのか，持続するのかをよくみましょう。

学童の腹痛

　学童の腹痛は幼児と同様に，腹痛が一時的なのか，持続するのかをよくみましょう。また，このころになると，自律神経やこころの問題が腹痛として現れることがあります。子どものまわりで緊張が高まっていることがないかどうかを確認しましょう。

「おなか」以外が原因の腹痛

　腹痛の原因が，「おなか」の病気ではない可能性があります。下痢や便秘がなく，いつもと違って元気がないときには，早めに医療機関に相談しましょう。

子どもが急に「おなかが痛い」と言ったら

　子どもが急に腹痛を訴えたときには，まずはトイレに誘導して排便を促しましょう。それでもよくならないときには，自宅で浣腸してみます。それで腹痛がおさまれば問題ありません。便秘以外の原因による腹痛でも，浣腸して悪いことはほとんどありません。

嘔吐

嘔吐とは

　子どもの嘔吐の原因でもっとも多いのがウイルス性胃腸炎です。秋から春先の時季は，特に多くなります。しかし，なかには「おなか」が原因ではない嘔吐や，緊急処置が必要な嘔吐もあり，バイタルサインを含めた全身状態の観察が重要となります。また嘔吐は，年齢によって原因疾患が異なるため，観察するポイントにも注意しましょう。

ウイルス性胃腸炎が原因の嘔吐

　ノロウイルスやロタウイルス，アデノウイルスなどによって感染するウイルス性胃腸炎は，突然吐き始めて，下痢になります。嘔吐は，半日くらいでよくなりますが，その後1週間程度，下痢が続きます。

　また，ウイルス性胃腸炎は，保育所や幼稚園，学校の同じクラスなどの比較的小さな集団で，一気に感染が広がります。しかし，ウイルス性胃腸炎はインフルエンザのように，定められた期間は登園禁止になる疾患ではありません。そこで，集団のなかで感染が拡大しないように，吐き気が治まって食欲が戻ること，下痢の回数が少なくなることを確認してから，登園・登校するように，保護者に説明します。

発達段階別にみた嘔吐の原因

　嘔吐は，子どもにはよくある症状ですが，ウイルス性胃腸炎以外にもさまざまな原因があります。そして，発達段階別に原因疾患が異なります（**表1**）。

新生児の嘔吐

　新生児の嘔吐は，初期嘔吐症とよばれる，生理的な嘔吐がほとんどです。母乳やミルクの飲み過ぎ（過食）で嘔吐することや，空気を嚥下して排気の際に嘔吐することもしばしばあります。元気で哺乳力が良好ならば，問題はありません。

　新生児の嘔吐の原因である消化管奇形の，先天性食道閉鎖，先天性小腸閉鎖は出生前に診断がつき，出生後すぐに対応できることも多くなりました。ただし，鎖肛は出生前診断が困難です。

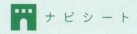

表1 発達段階別にみた嘔吐の原因

新生児	● 消化管奇形：先天性食道閉鎖，先天性小腸閉鎖，鎖肛 ● 初期嘔吐症 ● ウイルス性胃腸炎 ● 過食 ● 胃食道逆流症 ● ヒルシュスプルング病 ●「おなか」以外の疾患：頭部外傷，脳炎・髄膜炎，呼吸器感染症，敗血症，水頭症，代謝異常など ● 虐待：乳幼児揺さぶられ症候群（shaken baby syndrome；SBS）
乳児	● 過食 ● ウイルス性胃腸炎 ● 腸重積症 ● 食物アレルギー ● 肥厚性幽門狭窄症，腸回転異常 ● 胃食道逆流症 ●「おなか」以外の疾患： ・喘息性気管支炎，百日咳や細気管支炎による咳込み ・頭部外傷，脳炎・髄膜炎，敗血症，代謝異常など ● 虐待
幼児・学童	● ウイルス性胃腸炎 ● 食物アレルギー ● 虫垂炎，腹膜炎 ●「おなか」以外の疾患： ・気管支喘息や副鼻腔気管支症候群による咳込み ・周期性発熱症候群 ・起立性調節障害，心因性 ・頭部外傷，脳炎・髄膜炎，呼吸器感染症，敗血症，1型糖尿病など ● 虐待

乳児の嘔吐

　乳児が嘔吐を引き起こす疾患で特に注意が必要なのが，「腸重積症」です。「間欠的啼泣」「血便」「嘔吐」がそろったら腸重積症を疑います（p31「乳児の腹痛」参照）。

　また，このころには，喘息性気管支炎，百日咳や細気管支炎が原因の，咳込みによる嘔吐も多くみられます。「おなか」が原因で嘔吐しているのか，咳込みなどおなか以外の原因で嘔吐しているのか，バイタルサインの変動や呼吸音などで判断します。

嘔吐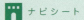

幼児・学童の嘔吐

　保育所や幼稚園など集団生活を始めると，ウイルス性胃腸炎に感染する機会が増えてきます。また，ウイルス性胃腸炎以外の，虫垂炎や腹膜炎が原因の嘔吐もみられます。
　そして，「おなか」が原因以外の嘔吐の症状も複雑になり，周期性発熱症候群，起立性調節障害，1型糖尿病や心因性，虐待などさまざまな原因を考えなければなりません。

経口補水療法

　嘔吐が長引いて水分摂取不良になるとケトン性低血糖症（ケトン血性嘔吐症）や，脱水症になります。このような状態を回避するために，なるべく早めに経口補水液を使用した経口補水療法（column「経口補水液」参照）を行うことが推奨されます。

> **column**　　　　　経口補水液
>
> 　経口補水液は，アクアライト®ORSやOS-1（オーエスワン®）などの市販のものを使用しても効果的ですが，砂糖と塩を使用して自宅でも簡単につくることができます。つくり方は，以下のとおりです。
> ①砂糖40g（大さじ4と1/2杯）と食塩3g（小さじ1/2杯）を水1Lに溶かす
> ②飲みやすいように，レモンやグレープフルーツの果汁を少量加える
> 　経口補水液は，吐き気が治まってから，なるべく早期に，少量ずつ頻回に与えるのがポイントです。

ホームケア

　嘔吐の原因としてもっとも多い，ウイルス性胃腸炎のホームケアシートを次ページに示します。ウイルス性胃腸炎のホームケアのポイントは，経口補水療法と食事療法です。これらをタイミングよく行うことで，嘔吐による脱水症状を防ぎ，子どもの回復を助けることができるでしょう。

> **column**　　　　　「not doing well」
>
> 　診察室に入ってきた最初の印象として，「なんとなくおかしい」，つまり「not doing well」と感じた場合には，重症な疾患であったり，緊急の処置が必要であったりします。子どもが嘔吐を主訴で来院した際に，発熱や腹痛などの明らかな症状がないときには，医療者の「not doing well」が重要でしょう。

ウイルス性胃腸炎（嘔吐下痢症） ホームケアシート

ウイルス性胃腸炎とは？

ロタウイルス，**ノロウイルス**，**アデノウイルス**などによってうつる病気です。突然吐き始め，続いて水のような下痢（レモン色〜白色）になります。熱が出ることもあります。症状が改善するまで1週間くらいかかります。嘔吐や下痢をすることで入ってきたウイルスを出そうとしているので，無理に症状を止めようとすると病気が長引く可能性があります。経口補水療法や食事療法でうまくのりきるようにしましょう。

ウイルスは数週間から数か月間，便から排泄されます。

治　療

- 家庭での経口補水療法や食事療法が一番大切です。
- 吐き続けるときや脱水が強いときは，入院して点滴が必要になります。

経口補水療法（吐き気があるとき）

- なるべく早期に開始します。

| 初めは，なめる程度，1さじ分の水分（5mL以下）を，5〜10分間隔で与えます | → | 吐き気がおさまってきたら，1回の量を10mL，20mLと増やしましょう | → | 下痢だけになったら，水分を十分に与えてください |

食事療法（吐き気がおさまってから）

- 重湯，おかゆ，うどんなどの炭水化物を中心に与えてください。
- たんぱく質や脂質は消化に時間がかかり，腸に負担をかけるので避けましょう。

> **Q　水分は何を与えればいいのですか？**
>
> 高ナトリウム，低浸透圧の飲み物が適しています。ソリタ®顆粒，アクアライト®ORS，OS-1（オーエスワン®）など。そのほかに，お茶や麦茶，薄めたりんご果汁でもかまいません。また，**赤ちゃんにとって最良の補水液は，母乳とミルク**です。

- そのほかのイオン飲料水は低ナトリウムで高浸透圧のものが多いので，多量に与えないようにしましょう。
- 点滴は体の電解質や水分のバランスを補正するもので，いわゆる栄養剤ではありません。すぐに点滴に頼らず，まずは家庭でのケアを重視しましょう。
- 次に受診するとき，飲んだ水分の量，嘔吐や下痢の回数などをメモしてきてください。また，尿検査で体のバランスがくずれているかどうかがわかります。

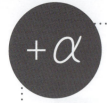

急変対応

役割分担

　クリニックで子どもが急変した際に，全員で対応できるように役割分担を行います。そして，1年に1回は，急変対応のシミュレーション研修を企画・実施しましょう。役割分担と人員配置の例を図1に示します。子どもの急変は予期なく起こるため，スタッフ全員が職場に足を踏み入れた瞬間から，自分の役割を心にとどめておく必要があります。

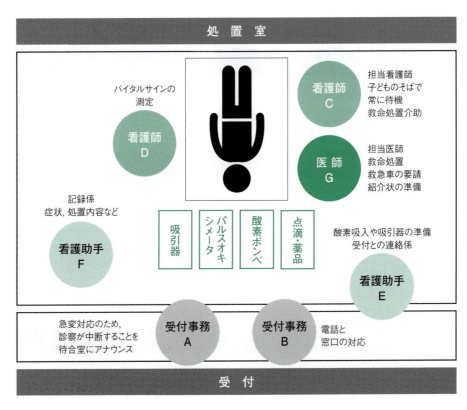

図1　急変時の役割分担と人員配置

患者情報シート

　子どものバイタルサインや処置の経過を記録するための，急変時専用の患者情報シートを作成しておくと便利でしょう。のちに，電子カルテに記録するときや，二次病院の医師や救急隊への情報提供にも活用できます。また，前述の役割分担でも，患者情報シートの記録係を決めておくことも重要です。患者情報シートの様式の一例を次ページに示します。

患者情報シート(急変時)

担当医師名【　　　】　搬送先医師名【　　　】　担当看護師【　　　】

ID：	氏名：	性別：男・女	体重　　　　kg
生年月日：平成　年　月　日		年齢：　歳　か月	g
既往歴：			ボスミン® 0.01 mL/kg
受診までの経過：			max 0.3 mL

急変発症時(来院時)の状態【　時　分】

■バイタルサイン
　　　体温：
　　　心拍：
　　　呼吸：
　　酸素飽和度：
　　　血圧：

■症状

■意識レベルの評価　GCS(15点満点)

活動	最良反応	スコア
E：開眼	自発開眼	4
	声かけで開眼	3
	痛み刺激で開眼	2
	開眼せず	1
V：発語	機嫌よく喃語をしゃべる	5
	不機嫌	4
	痛み刺激で泣く	3
	痛み刺激でうめき声	2
	声を出さない	1
M：運動	正常な自動運動	6
	触れると逃避反応	5
	痛み刺激で逃避反応	4
	異常な四肢の屈曲反応	3
	異常な四肢の伸展反応	2
	動かさない	1
E＋V＋M		合計：　点

その後の経過

時　間	患者の状態・バイタルサイン	処　置

活用のポイント

1. 患者情報	①患者基本情報は，電子カルテから速やかに情報収集し記録する。 ②体重はボスミン®など薬剤使用時に必要なため，早めに記録する。
2. 来院時の状態	①急変や具合の悪い患者を発見もしくは発生した時点で記録する。 ②発見および発生した時間の記入は必須とする。 ③意識レベルの評価を行う。
3. その後の経過	①医師や看護師は処置やバイタルサイン測定など実施したことを声にする。 ②バイタルサインは，すぐに記録できるように略語を使用する。 　体温：T　心拍数：HR　呼吸数：RR　血圧：BP　酸素飽和度：SpO$_2$ ③救急隊到着時間を記録する。
4. 救急搬送する場合	①救急隊への申し送りに患者情報シートを活用する。 ②搬送先の担当医師名を右上に記入しておくと，連絡がスムーズである。 ③搬送前に原本を1部コピーしておく。原本はカルテに保存し，コピーは紹介状に同封する。

症状編

下痢

下痢とは

　子どもの下痢の原因でもっとも多いのが，ウイルス性胃腸炎です。原因となるウイルスは，ノロウイルスやロタウイルス，アデノウイルスなどです。そのなかで，ロタウイルス性胃腸炎がもっとも重症になりますが，ロタウイルスワクチンの発売で重症になる子どもの数が激減しました。しかし下痢は，いまだ子どもに多い症状の一つです。そこで，下痢の程度が，生理的な範囲のものか，自宅で食事療法を行えばよいものか，または，二次病院への紹介が必要なものか，いずれに該当するのかを判断しなければなりません。

新生児の下痢

　生まれたばかりの赤ちゃんの便は，すべて下痢です。しかし，それを病的な下痢として問題視することはないでしょう。これは，少し月齢を経過した乳児でも同様のことがいえます。1日の便の回数が多いとしても，排便量が普通で，哺乳力が低下しなければ，生理的な範囲と考えます。

乳幼児の下痢

　このころの下痢の原因は，ウイルス性胃腸炎がもっとも多くなります。1回の排便量が多く，つんとした酸っぱいにおいがして，少し白っぽい便になったら，ウイルス性胃腸炎を疑います。また，腹痛や血便，粘液の混入が伴う下痢の場合には，サルモネラやカンピロバクターによる細菌性胃腸炎の可能性もあります。実際にオムツごと便を持参してもらい，便の色やにおいなどを確認することが必要です。そのほかに消化器感染症以外の下痢の原因としては，食物アレルギーも念頭に置きます。

遷延する下痢

　下痢が2～3週間以上続く状態を遷延性下痢症といいます。乳児の場合には，二次性ラクターゼ欠乏症（二次性乳糖不耐症）で，乳糖が消化しにくい状態のため，下痢が遷延している可能性があります。二次性ラクターゼ欠乏症は，しばらくすると自然に治ってきますが，乳糖不耐症用のミルクを下痢が改善するまで使用してみてもよいでしょう（次ページ「column」参照）。
　幼児・学童の遷延性下痢の場合には，「おなか」以外の原因も考慮します（p31「腹痛」およびp34「嘔吐」参照）。

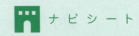 ナビシート

食事療法

　下痢のときは食事療法が重要となります。下痢の頻度が高く，水様便のときには，無理に食事を与えずに，脱水予防のため水分摂取を重視します。そして，下痢の回復程度をみながら，食事の内容も徐々に普通に戻していきます。下痢が継続しているからといって，水分ばかりを与えていてはなりません。子どもの食欲に合わせて，脂肪分の多い食材を避け，もとの食事に戻していきましょう。

> **column　CRT（毛細血管再充満時間）**
>
> 　下痢や嘔吐が持続して，水分摂取不良から脱水症状になり，循環不全を起こすことがあります。循環不全，特に末梢循環不全の徴候として，CRT（capillary refilling time）の延長があります。CRTは，爪を5秒程度圧迫して（爪床圧迫法），色の戻る時間を測定します。1秒以内が正常です。2秒以上は，緊急対応となります。CRTは，災害時のトリアージにも使用され，2秒以上が赤の分類（赤，黄，緑，黒の4分類のうち，最優先順位が赤）です。

> **column　ラクターゼ欠乏症（乳糖不耐症）の治療**
>
> 　乳児は，感染性胃腸炎で腸管粘膜がダメージを受けることにより，乳糖分解酵素（ラクターゼ）の分泌が低下して，二次性ラクターゼ欠乏症（二次性乳糖不耐症）になることがあります。このような状態のときは，乳糖を含む通常のミルクでは下痢が長引くことになります。治療としては，無乳糖のミルク（ノンラクト®，ボンラクト®）の使用や，乳糖分解酵素薬（ミルラクト®，ガランターゼ®，オリザチーム®）の内服が効果的です。下痢が改善したら，通常のミルクに戻しましょう。

症状編

下痢

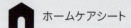

下痢のときの食べ物と注意点

赤ちゃん

- 赤ちゃんにとって，母乳やミルクが一番の栄養です。
- 下痢をしているからといって，母乳やミルクをやめて，経口補水液を与える必要はありません。
- ミルクを薄める必要はありません。
- 離乳食を開始している赤ちゃんは，無理に離乳食を与えようとせずに，まずは母乳とミルクを与えます。
- 下痢が続いても，元気で食欲が出てきたのであれば，普段どおり離乳食を与えます。

・赤ちゃんのうんちの色やにおいが変だと思ったら，オムツごと便を持ってきてください。
・うんちの回数や量，飲んだミルクの量を記録してみましょう。

幼児・学童

- 無理に食事を与えようとせずに，まずは水分をとらせましょう。
- 水分は，お茶や湯冷まし，経口補水液などからとりましょう。適度に塩分が入ったアクアライト®ORSやOS-1（オーエスワン®）などの経口補水液がお勧めです。
- 下痢のときの食べ物
  おかゆやうどんなどの炭水化物，豆腐，白身魚，鶏のささみ，リンゴ，バナナ，やわらかく煮た野菜，野菜スープ
- 多少下痢が続いていても，腹痛がなく，食欲が出てきたのであれば，脂肪の多い食材を避けて，徐々に普段の食事に戻しましょう。

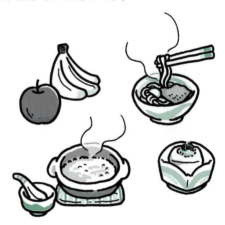

・便の色やにおいが変だと思ったら，受診しましょう。
・便の回数や量，摂取した水分の量を記録してみましょう。

感染を広げないための嘔吐物の処理方法

嘔吐物が乾燥するとウイルスが空気中を浮遊して,感染を拡大する原因になります。クリニックや保育所内での感染予防のためには,嘔吐物は速やかに処理する必要があります。

嘔吐物の処理方法は?

① 作業の前に,使い捨てのガウン(エプロン),マスクと手袋を着用します。
② 汚物中のウイルスが飛び散らないように,ペーパータオルで外側から内側に向けて静かに拭き取ります。
③ 次亜塩素酸ナトリウム(塩素濃度200ppm)で浸すようにして床を拭き取り,その後水拭きをします。
④ 汚物を処理したペーパータオル,ガウン,マスク,手袋などは,ビニール袋に密封して廃棄します。その際,次亜塩素酸ナトリウム(塩素濃度1,000ppm)を入れます。
⑤ 処理が終わったら,十分に手洗いをして,部屋の換気を行います。
⑥ カーペットなど次亜塩素酸ナトリウムが使用できない場合には,汚物を拭き取った後に,スチームアイロンでの熱消毒(95℃・1分)もお勧めです。

ウイルスが飛び散らないための工夫は?

① ペーパータオルに次亜塩素酸ナトリウム(塩素濃度1,000ppm)を含ませてから汚物を処理します。
② 市販の凝固剤を使用してから汚物を処理します。
③ 汚物に泡タイプの次亜塩素酸ナトリウムを直接振りかけてから処理します。

次亜塩素酸ナトリウムにはどんな製品がありますか?

製品名	製造元	濃度
ミルトン®	(杏林製薬)	1w/v%
ミルクポン®	(丸石製薬)	1w/v%
テキサント®	(シオエ製薬・日本新薬)	6%
ヤクラックスD®	(ヤクハン製薬)	1%
ピューラックス®	(オーヤラックス)	6%

次亜塩素酸ナトリウムの希釈方法は?

濃度1%の製品の場合
原液(1%)=10,000ppm
10倍希釈(0.1%)=1,000ppm(原液100mL+水900mL)→汚物処理に使用
50倍希釈(0.02%)=200ppm(原液20mL+水980mL)→床を拭くのに使用

※一般に家庭で使用される食器用漂白剤は,次亜塩素酸ナトリウムの濃度が未表示です。これらの製品を使用して1,000ppm以上の濃度にするためには,原液50mL+水1,000mLにします。

便　秘

■　　　　　　　　　　　　　便 秘 と は　　　　　　　　　　　　　■

　子どもは，体調不良やかぜなどの影響で，よく便秘になります。その場合は，一過性であることが多いのですが，なかには便秘が改善せずに，治療が必要になることもあります。
　特に，慢性便秘の子どもに対しては，薬物療法で経過をみるだけでは不十分です。便秘を解消して，「毎日便がすっきり出て，気持ちがいい」と思えるような快便習慣を獲得するためのサポートが必要です。

便秘の分類

　便秘は，次の2通りに分類されます。一つは，便秘はその期間から「一過性便秘（症）」と「慢性便秘（症）」に分類されます。もう一つは，その原因から「器質性便秘（症）」と「機能性便秘（症）」に分類されます。
　一過性便秘とは短期間で解消される便秘のことであり，慢性便秘とは長期間にわたり繰り返す便秘のことです。
　器質性便秘とは，解剖学的異常を含む器質的疾患が原因で起こる便秘です。器質的疾患とは，直腸肛門奇形や二分脊椎（4,000～10,000人に1人），ヒルシュスプルング病（5,000人に1人），甲状腺機能低下症などです。これに対して，機能性便秘とは器質性便秘を除外した便秘であり，習慣性便秘とほぼ同義語として使用されます。

機能性便秘

　クリニックで多くかかわるのは機能性便秘です。機能性便秘の診断基準には，Rome Ⅲ（「ローマスリー」と読む）が使用されます（表1）。これをみると，「毎日排便がない」ことが便秘ではないことが確認できます。つまり，排便が滞り日常生活に支障が出る状態で，初めて便秘と診断されることになります。

便のなかみ

　ヒト（成人）の1日に排泄される便の量は100～200gです。大腸で水分が吸収されて便が形成されますが，排泄される便のおよそ75％は水分で，残りの25％が固形分となります。固形分の約半分は不消化成分であるセルロースです。セルロースを除いた部分は，細菌（約30％），カルシウムやリンなどの無機質（約15％），脂質など（5～10％）となります（図1）。便の固形分の30％が細菌であるように，便のなかみは食物由来ではない成分が一定量を占めています。

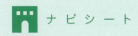

表1 ⇒ Rome Ⅲ

Neonate/Toddler	4歳未満の小児では，以下の項目の少なくとも2つが1か月以上あること ① 1週間に2回以下の排便 ② トイレでの排便を習得した後，少なくとも週に1回の便失禁 ③ 過度の便の貯留の既往 ④ 痛みを伴う，あるいは硬い便通の既往 ⑤ 直腸に大きな便塊の存在 ⑥ トイレが詰まるくらいの大きさの便の既往
	随伴症状として，易刺激性，食欲低下，早期満腹感などがある。大きな便の排便後，随伴症状はすぐに消失する。 乳児では，排便が週2回以下，あるいは，硬くて痛みを伴う排便で，かつ診断基準の少なくとも1つがある場合，便秘とみなされる。
Child/Adolescent	発達年齢が少なくとも4歳以上の小児では，以下の項目の少なくとも2つ以上があり，過敏性腸症候群*の基準を満たさないこと ① 1週間に2回以下のトイレでの排便 ② 少なくとも週に1回の便失禁 ③ 便をがまんする姿勢や過度の自発的便の貯留の既往 ④ 痛みを伴う，あるいは硬い便通の既往 ⑤ 直腸に大きな便塊の存在 ⑥ トイレが詰まるくらい大きな便の既往 診断前，少なくとも2か月にわたり，週1回以上基準を満たす。

(日本小児栄養消化器肝臓学会，日本小児消化管機能研究会・編：CQ4　慢性機能性便秘症の診断基準とはどのようなものか．小児慢性機能性便秘症診療ガイドライン，診断と治療社，東京，2013, pp15-16. より引用)

*過敏性腸症候群：排便に伴い反復性腹痛や腹部不快感を主症状とする，腹痛関連機能性消化管障害の一疾患である。便性状から便秘型，下痢型，混合型に分類される。慢性機能性便秘症と一部症状がオーバーラップするが，別疾患として分類されている。

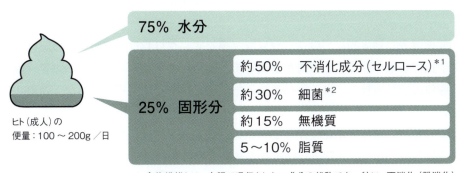

*1 食物繊維とは，小腸で吸収されない成分の総称です。特に，不消化（難消化）性の糖（炭水化物）の代表がセルロースです。
*2 腸内細菌は，細胞壁を有しています。腸内細菌の細胞壁の成分（主にペプチドグリカン）が便の構成成分となっています。

図1 ⇒ 便の構成成分

便秘

食べる食物繊維（セルロース）

　ヒトの身体は，60兆個の細胞で構成されています。その細胞の一つひとつは，厚さ約10nmの細胞膜で囲まれた生命体です。この細胞膜で囲まれた細胞の集合体が人体です。
　これに対して，植物の細胞は，細胞壁に囲まれています。細胞壁は，ヒトの細胞にはない構造です。そして，細胞壁の主成分がセルロースです。ヒトは食物として，植物（穀類，豆類，野菜，芋類，果物類）を摂取します。しかし，ヒトには摂取した植物の細胞壁の主成分であるセルロースを分解する酵素がないため，便として排泄されます。また，多糖体であるセルロースは腸内細菌の発酵基質となり，腸の蠕動運動を促進します。

便秘予防の食事

　便秘にならないために食事で気をつけることは，便の構成成分を適度に含んだ食物を摂取することです。便の構成成分の多くは，食物繊維であるセルロースです。
　セルロースを多く含む食品は，穀物ならば玄米です。玄米の可食部100gあたり3gの食物繊維を含みますが，精白米になると0.5gと1/6に減少します。また，野菜では生で食べる食材よりも，煮野菜として食べる食材のほうがセルロースを効率的に摂取できます[1]。
　便秘の予防には，食物繊維を含む穀類，根菜類，葉菜類，芋類，豆類，果物類，きのこ類，海藻類をバランスよく摂取することです。

便秘の薬

　便秘の薬物治療は，①便塊の除去，②便秘の再発防止のための維持療法，が2本柱となります。
　①の便塊除去で効果的なのはグリセリン浣腸です。グリセリン浣腸を行う際は，子どもの苦痛や負担を最小限にする工夫が必要です。いやがる子どもを押さえつけて浣腸するよりは，腸管の蠕動運動の亢進で腹痛を訴えたタイミングで浣腸するほうが，効果が期待できます。
　②に関しては，維持療法に使用する薬剤の一覧を表2に示します。子どもによっては1剤だけでは効果がなく，2剤または複数の薬剤を組み合わせて使用することもあります。

ナビシート

表2　小児慢性便秘（症）の維持療法に使用される薬剤

乳児期	浸透圧性下剤	ラクツロース，酸化マグネシウム，マルツエキス
	刺激性下剤	ピコスルファートナトリウム（ラキソベロン®）
	浣腸・坐薬	グリセリン浣腸，ビサコジル（テレミンソフト®）
幼児期	浸透圧性下剤	酸化マグネシウム，ラクツロース，水酸化マグネシウム
	刺激性下剤	ピコスルファートナトリウム（ラキソベロン®）
	浣腸・坐薬	グリセリン浣腸，ビサコジル（テレミンソフト®）
	その他	大建中湯，小建中湯
学童期以降	浸透圧性下剤	酸化マグネシウム，ラクツロース，水酸化マグネシウム
	刺激性下剤	ピコスルファートナトリウム（ラキソベロン®），センナ，センノシド
	浣腸・坐薬	グリセリン浣腸，ビサコジル（テレミンソフト®）
	その他	大建中湯，小建中湯

治療薬としての食物繊維（オリゴ糖と麦芽糖）

　食物繊維である難消化性の糖のうち，麦芽糖であるマルツエキス，オリゴ糖であるラクツロース（モニラック®）は医薬品として処方が可能です。これら難消化性の糖を基質として腸内細菌が嫌気的発酵を行うことで，腸の蠕動運動が促進されます。特に，マルツエキスは甘くて飲みやすいです。そのうえ，症状の程度により使用量を増減でき，もともと炭水化物であることから副作用もないため，乳幼児の便秘の治療・予防薬に適しています。

「いきむ」ことの重要性

　肛門括約筋がゆるむと同時に，腹圧をかけて「いきむ」ことで便が排泄されることが，排便のメカニズムです。腹圧をかけていきむためには，①腹筋と②いきめる体勢が必要です。

　①腹筋：腹圧をかけるためには腹筋を鍛える必要があります。寝転んだ姿勢で上体を起こす，いわゆる腹筋運動に限定する必要はありません。適度な運動をして，同時に腹筋も鍛えられるように説明・指導します。例えば，「子どもと一緒にお母さんも，1日10回腹筋運動をしましょう」と勧めます。子どもが便秘の場合，家族も同症状であることも多いからです。

　②いきめる体勢（図2）：便座の座面が高く，子どもが座った場合に足が宙に浮いている体勢では十分にい

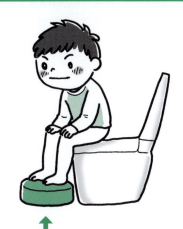

足台を利用して，しっかりいきめるようにしましょう。

図2　いきめる体勢

きむことができません。座面が低く，足が床面についてこそ，しっかりいきむことができます。足台を利用するなどして，子どもが十分にいきめる体勢を確保しましょう。

便 秘 ナビシート

排便日誌

子どもと保護者が一緒になって，便秘の改善に取り組むために，排便の頻度や便の性状（硬さ）を毎日記録することが有効な場合もあります。ただし，排便日誌を記録することが子どもの緊張を高めてしまうならば，逆効果になることもあります。子どもがリラックスして，便秘の改善に取り組めるようにしなければなりません。

乳児の便秘

乳児は，便秘であるかどうかを判断するのが難しい場合があります。生後1か月までは，頻繁に排便をしていた赤ちゃんが，2か月ころから排便の回数が少なくなり，3〜4日に1回や1週間に1回のペースになります。それでも，機嫌がよく，哺乳力が低下しない場合は，便秘でないことが多いのです。この傾向は，母乳栄養の赤ちゃんによくみられます。母乳は不消化成分が少なく，便の量が少なくなることが原因だと考えられています。特に不快な様子がなければ，経過をみてもよいでしょう。

 赤ちゃんの便秘は脂肪分の摂取で改善される？

意外に盲点なのですが，便の構成成分に脂肪分が多く含まれているため，適度な脂肪分の摂取も重要です。例えば，母乳栄養の赤ちゃんが便秘であるとき，「おっぱいをしっかり飲みきる」ことで，便秘が改善されることがあります。授乳の初めの母乳を「前乳」，授乳の後半の母乳を「後乳」といいます。前乳には脂肪分が少なく，飲み終わりの後乳には脂肪分が多く含まれます[2]。そのため，赤ちゃんが母乳をしっかり飲みきることで，脂肪分を多く摂取でき，便秘の改善につながります。また，脂肪分をとることで，乳児の体重増加にも寄与します。

[文献]
1) 奥田真珠美, 井上賢治, 前川講平：便秘の食事指導について教えてください. 小児内科 43（増刊号）：713-715, 2011.
2) 水野克己・監, 瀬尾智子, 本郷寛子, 水野紀子・編著：Q うんちが数日出ません. 体調が悪いの？. これでナットク母乳育児, へるす出版, 東京, 2009, pp68-70.

便秘

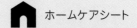 ホームケアシート

幼児の便秘

子どもは，かぜや体調不良が原因で便秘になることがあります。また，習慣的に便秘で，便をするときに，とても痛がることがあります。できれば，毎日決まった時間に排便して，快便習慣を身につけることが必要です。

幼児の便秘

繊維分の多い食材をバランスよくとることが，便秘の予防になります。

表 ▶ 便秘予防におすすめの食品

穀 類	玄米，麦ごはん	豆 類	大豆，あずき，おから，きなこ，納豆
根菜類	ごぼう，れんこん，にんじん，だいこん	果物類	柑橘類，パイナップル，メロン，プルーン（ドライ）
葉菜類	白菜，キャベツ，小松菜，ほうれん草	きのこ類	しいたけ，しめじ，えのき
芋 類	さつまいも，さといも，こんにゃく	海藻類	わかめ，ひじき，寒天，ところてん

「いきむ」こと

トイレの便座に座って，しっかり「いきむ」ことで，便が出ます。そのときに，足が床から浮いていたら「いきむ」ことができません。足台を使用して，「いきむ」体勢を整えましょう。

便秘の治療

便秘が長引くと，悪い習慣になってしまいます。早く便秘を治すために薬を使用することもあります。ただし，薬を使用しても，食物繊維をとること，毎日同じ時間に排便すること，「いきむ」体勢を整えることも，並行して行いましょう。

リラックスしよう

便がいつ出たのかを気にして，子どももお母さんも緊張が高まった生活をしていては，楽しくありません。週に３回以上排便があり，子どもが元気ならば，過度に便秘を気にしないようにしましょう。排便日誌も，楽しみながら記録できるのであれば，効果的でしょう。

赤ちゃんの便秘

生まれたばかりの赤ちゃんは，便を頻回にしますが，生後２～３か月ころになると，急に便の回数が減ることがあります。機嫌がよく，母乳やミルクもよく飲むならば，便秘でないこともあります。

皮疹① －アトピー性皮膚炎－

アトピー性皮膚炎とは

　アトピー性皮膚炎の診断は，次の3つの項目を満たすものとなります。ただし，症状の重症度は問わないとなっています（表1）。
　①かゆみがあること
　②特徴的な皮疹が左右対象性に分布していること
　③慢性・反復性に経過していること

　これら3つの項目を満たしているかどうかを判断するには，子どもの皮疹をよく観察し，経過をみる必要があります。乳幼児を裸にすることで，皮疹の好発部位である体幹や四肢の関節部分をよく観察できます。次に，子どもの全身を自分自身の手掌で触ってみて，皮膚の乾燥の程度を観察します。このようにアトピー性皮膚炎を診断するためには，「見ること」「触ること」がポイントとなります。

表1 アトピー性皮膚炎の診断基準

1. 瘙痒		
2. 特徴的皮疹と分布		
	①皮疹は湿疹病変	●急性病変：紅斑，湿潤性紅斑，丘疹，漿液性丘疹，鱗屑，痂皮
		●慢性病変：浸潤性紅斑・苔癬化病変，痒疹，鱗屑，痂皮
	②分布	●左右対側性 　好発部位：前額，眼囲，口囲・口唇，耳介周囲，頸部，四肢関節部，体幹
		●参考となる年齢による特徴 　乳幼児期：頭，顔にはじまり，しばしば体幹，四肢に下降 　幼小児期：頸部，四肢関節部の病変 　思春期・成人期：上半身（顔，頸，胸，背）に皮疹が強い傾向
3. 慢性・反復性経過（しばしば新旧の皮疹が混在する） 　乳児では2か月以上，その他では6か月以上を慢性とする		

上記1，2および3の項目を満たすものを，症状の軽重を問わずアトピー性皮膚炎と診断する。そのほかは急性あるいは慢性の湿疹とし，年齢や経過を参考にして診断する。
〔古江増隆，佐伯秀久，古川福実，他：アトピー性皮膚炎診療ガイドライン．日本皮膚科学会雑誌 119（8）：1515-1534, 2009. より引用〕

画像に残す

　診断基準の「3. 慢性・反復性経過」を確認するためには，1週間後，1か月後などと経過をみる必要があります（写真1）。そのためには，皮疹を画像として保存しましょう。具体的には，イラストと写真があります。

　①イラストに残す場合
　　　子どもの身体の前面と背面があらかじめ印刷されている用紙に，皮疹のある部位と程度を記入します。この用紙は，既存のものを使用してもよいでしょう。用紙が複写

になっているものであれば，1枚は保護者に，1枚はクリニックに保存します。この用紙には，皮疹のある部位と程度のほかに，どの部位にどの軟膏をどの程度塗布するのかを記入できます。

② **写真に残す場合**

　カメラで撮影した画像を電子カルテに保存します。電子カルテの機種にもよりますが，カルテの所見欄に画像を直接貼りつける方法と，ファイルに保存する方法があります。カルテの所見欄へ貼りつけた画像は，小さくて細かい皮疹は確認できませんが，ファイルを開く手間を省くことができます。逆に，ファイルに保存すると，皮疹の様子を細かくみることができます。目的に合わせて，画像の保存方法を選択します。

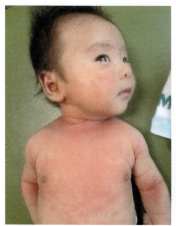
① 生後1か月
ほぼ全身に皮疹が認められる

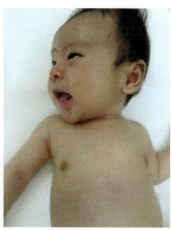
② 1週間後
皮疹は関節部分に限局している。体幹の皮膚はなめらかになる

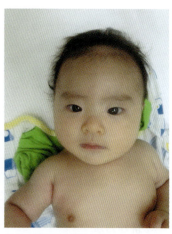
③ 1か月後（生後2か月）
皮疹は消失。全身の皮膚がなめらかになる

写真1　Aちゃんの経過
※保護者の許可を得て掲載しています。

スキンケア

　スキンケアとは，皮膚機能異常の補正のことです。皮膚機能とは，皮膚のバリア機能のことです。そして，皮膚のバリア機能の異常とは，皮膚の炎症，乾燥，細菌感染などがある状態です。これらを補正する作業がスキンケアです。このスキンケアの2本柱となるのが，「皮膚の清潔」と「皮膚の保湿・保護」になります。

皮疹① ―アトピー性皮膚炎―

皮膚の洗浄

スキンケアの2本柱の1つである皮膚の清潔を保つためには，皮膚の「洗浄」は欠かせません。「洗浄」とは，皮膚に付いた余分な汚れを取り除く作業であり，洗浄の効果を上げるために使用するアイテムを「洗剤」といいます。

①洗剤の選び方

洗剤とは，界面活性剤主体型洗浄剤（以下，界面活性剤）の総称です。洗剤は，香料や添加剤の少ない，低刺激性の製品を選択します。

②洗剤の使い方

界面活性剤は起泡する，つまり泡立てたほうが洗浄効果があります。ポンプを押すと，洗剤が泡となって出てくる製品がありますが，原液の洗剤が直接泡になって出てくるため，刺激が強いことがあります。以下の方法で洗剤を泡立てるのがよいでしょう。

【洗剤の泡のつくり方】
❶ビニール袋に液体の界面活性剤を少量（2〜3押し）と，約40℃のお湯を50mLほど入れ，空気を含ませてビニール袋の先端を縛り，5秒間強く振る。
❷ペットボトルの中に，❶と同様のものを入れて，ふたを閉めて5秒間強く振る。
❸市販の泡立てネットを使用する。

---

③洗浄方法

スポンジや化学繊維の布は，皮膚を傷つけてしまうことがあるため，手で洗浄しましょう。②でつくった泡を使うと，皮膚への摩擦力が軽減して，より効果的に洗浄できます。

④すすぐ

皮膚の角層のpHは弱酸性です。これに対して，洗剤の水溶液の多くは弱塩基性を示します。皮膚はpHが上昇すると，バリア機能が低下します。洗剤を長時間，身体に付着させないように，すすぎ操作を十分に行う必要があります。

皮膚を保護する3つの物質

表皮の最外層である角層は，厚さ10〜20μmの薄い膜状の構造をしています。10μmという厚さは，食品用ラップフィルムの厚さと同じです。そして，角層は，「皮脂膜」「角質細胞間脂質」「天然保湿因子」の3つの物質で成り立ち（図1），皮膚のうるおいを保ち，皮膚を保護しています。

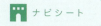

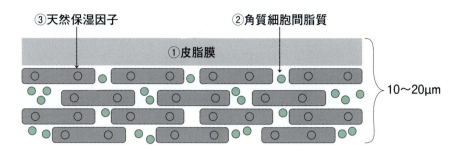

① 皮脂膜：皮脂，汗，微生物などが一体となり，薄い膜として広がり，水分の蒸散を抑えている。
② 角質細胞間脂質：セラミドを主成分とする脂質で，角質細胞同士の隙間を埋め，水分を挟み込み，逃がさないようにしている。
③ 天然保湿因子：フィラグリンタンパク由来の遊離アミノ酸が角質細胞内に詰まっている。

図1 角層の構造と皮膚を保護する3つの物質

保湿・保護剤の選び方

外気の乾燥が年々進むなか（**図2**），皮膚のうるおいを保つためには，保湿・保護剤を塗布する必要があります。さまざまな製品が発売されており，医薬品としてはヘパリン類似物質があります。どの製品が子どもの皮膚に合っているのかを確かめるためには，家庭でパッチテストをするのがお勧めです。腕の内側に製品を少量塗布して，1日経過をみます。発赤や瘙痒などの過敏反応がなければ，安心して使用できます。

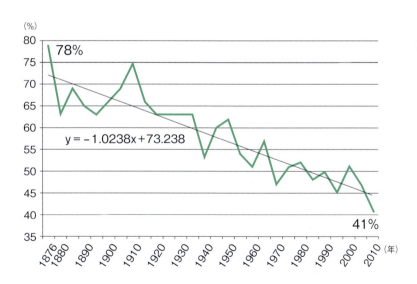

図2 東京の1月の平均湿度(%)；5年ごとの推移
（国土交通省気象庁ホームページ：過去の気象データ検索．を参考に作成）

皮疹① ーアトピー性皮膚炎ー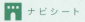

保湿・保護剤の塗り方

　ボトル入りの保湿剤は，清潔な手で取り扱わないと雑菌が繁殖しやすくなります。また，光酸化を防ぐために遮光して保存しましょう。

　塗布方法は，皮膚に点在させてから塗り伸ばします。こうすることで，皮膚に加わる摩擦力が少なくてすむからです。皮膚への刺激を最小限にした方法で塗り伸ばしましょう（**図3**）。

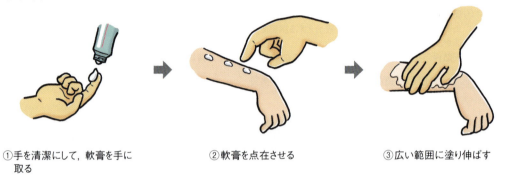

①手を清潔にして，軟膏を手に取る　　②軟膏を点在させる　　③広い範囲に塗り伸ばす

図3 軟膏の塗り方

皮疹① －アトピー性皮膚炎－

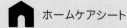ホームケアシート

スキンケアをしよう

　乳幼児は，外気の乾燥や，よだれなどの汚れのために，顔や首，手足などに湿疹が出ます。湿疹が悪化しないようにスキンケアが重要となります。スキンケアの基本は，「皮膚の洗浄」と「皮膚の保湿・保護」です。

皮膚の洗浄　－洗い方－

　洗い方の基本は，固体や液体の石けんを使用して，手で洗うことです。石けんは，よく泡立てて使用すると洗浄効果があり，皮膚にも刺激になりません。

【体の洗い方】
①石けんはよく泡立てて使いましょう。
②石けん・シャンプーは残らないように十分にすすぎましょう。
③入浴には，かゆみを感じるほどの高い温度のお湯は避けましょう。
④入浴後に，ほてりを感じる沐浴剤・入浴剤は避けましょう。
⑤入浴後には，必要に応じた軟膏を塗布しましょう。

皮膚の保湿・保護　－軟膏の塗り方－

　皮膚の保湿・保護剤，つまり軟膏を塗布することで，皮膚のうるおいを保ちましょう。どの軟膏を選ぶのかは，クリニックに相談しましょう。

【軟膏の塗り方】
①手を清潔にして，保湿・保護剤を手にとります。冬の時期は１～２分間温めます。
②症状があるところだけではなく，広い範囲に塗ります。
③保湿・保護剤は皮膚に点在させます。
④点在させた保湿・保護剤を，手のひらを使ってやさしく塗り伸ばします。
⑤入浴した後，すぐに塗るのが効果がありますが，塗るタイミングよりも適量をしっかり塗ることのほうが大切です。
⑥ステロイド含有軟膏やタクロリムス軟膏などの治療薬と，保湿剤を併用する場合は，基本的にはどちらを先に塗っても効果があります。どちらを先に塗るかは医師に相談しましょう。

皮膚のうるおいを保てば…

　湿疹があり，皮膚のバリア機能が壊れていると，そこから食物抗原が入り込んで，感作（アレルギー）が成立することがあります。皮膚のうるおいを保って，よい状態をキープすることで，食物アレルギーを予防しましょう。

皮疹② ―疾患に伴う皮疹―

疾患に伴う皮疹とは

　子どもは，かぜ（ウイルス感染）や細菌感染の症状の一つとして，皮疹が出ることがよくあります。皮疹の形や程度，皮疹の出る時期は，疾患により異なります。それらを把握して，保護者への説明に役立てましょう。

突発性発疹症

　生後3・4か月～1歳ころまでの乳児が，突然高熱を出して3～4日間続き，その後，皮疹が出ます（**写真1**，p59）。皮疹が出るまでは突発性発疹症の診断はできません。皮疹の特徴は，発赤のある小丘疹で，全身に出ます。皮疹の出ている間は機嫌が悪くなります。

ウイルス性発疹症

　かぜ（ウイルス感染）による，熱の出始めや，かぜの治りかけのときに皮疹が出ます。皮疹の形はさまざまで，あまりかゆみを訴えません。2～3日すると自然に消失します。かぜが原因のため，「かぜボロ」ともいわれます。

蕁麻疹

　蕁麻疹は，特定のアレルギー物質で出ることもありますが，乳幼児の蕁麻疹の多くは原因不明です。かぜの症状の一つとして，蕁麻疹が出ることが多く，かぜが軽快すると自然に消失します。蕁麻疹は，盛り上がった不定型の皮疹で，かゆみを伴い，皮疹が出たり引いたりします。また，色素性蕁麻疹は肥満細胞腫症ともいわれ，色素が長期間残ります（**写真2**，p59）。

水痘

　水痘の皮疹は大小さまざまな大きさで，ひどいかゆみを伴います。皮疹は，紅斑，丘疹，水疱形成，膿疱，痂皮（かさぶた）と移行して，全経過約1週間です。大きな水疱部分は，消えない痕となることがあります。水痘は，脳症や皮膚の重症感染症の合併症があります。水痘ワクチン接種後に水痘に罹患した場合には，典型的な水痘の皮疹にならないこともあります（**写真3**，p59）。また，水痘に罹患して数年経過した後に，帯状疱疹を発症することがあります（**写真4**，p59）。

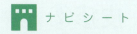

麻疹

　麻しん風しん混合ワクチン（MRワクチン）が，1歳と就学前1年間の2回の定期接種となってからは，クリニックで麻疹を診ることがほとんどなくなりました。高熱が3〜4日間続いてから，皮疹が全身に出ます。発赤を伴い，少し膨隆した皮疹で，経過とともに皮疹同士が癒合します。そして，解熱した後も，しばらく皮疹の痕が残ります。

風疹

　風疹は「3日はしか」ともよばれ，微熱を伴い，頸部リンパ節腫脹があり，全身に皮疹が出ます。皮疹は小丘疹で全身にみられ，かゆみは伴いません。
　ただし風疹は，妊婦が感染すると，胎児に感染して心臓や目に障害をもって出生する，いわゆる先天性風疹症候群の危険があります。

溶連菌感染症

　溶連菌（溶血性連鎖球菌）という細菌が喉に感染して，発熱，咽頭発赤，イチゴ舌，頸部リンパ節腫脹，皮疹が出ます。また，肛門周囲が赤くなる，肛囲溶連菌性皮膚炎もあります（**写真5**，p59）。溶連菌感染症は，リウマチ熱や腎炎の合併症があり，注意が必要です。皮疹は四肢・体幹を中心に出ることが多く，かゆみを伴った小丘疹です。

マイコプラズマ感染症

　マイコプラズマ感染症に罹患した子どもが治りかけのときに皮疹が出ることがあります。皮疹は多形滲出性紅斑で，いろいろな形をした（多形），もり上がった（滲出性），赤い皮疹（紅斑）で，ほとんどかゆみを伴いません。多形滲出性紅斑は1〜2週間程度で消失します（**写真6**，p59）。

川崎病

　川崎病は，以下の6つの主要症状のうち，5つ以上を伴うものです。
　①5日以上続く発熱　　　　　　　　　④不定型の皮疹
　②両側眼球結膜の充血　　　　　　　　⑤四肢末端の変化（テカテカパンパン）
　③口唇・口腔の変化（口唇腫脹，イチゴ舌）　⑥頸部リンパ節腫脹
　皮疹の形は，蕁麻疹や多形滲出性紅斑様の大小不同の斑状疹です。川崎病は，冠動脈瘤の合併の危険があり，入院して治療しなければなりません。

皮疹② —疾患に伴う皮疹—

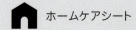
ホームケアシート

多形滲出性紅斑（たけいしんしゅつせいこうはん）

　いろいろな形をした（多形），もり上がった（滲出性），赤い発疹（紅斑）のことをいいます。これは，かぜなどをひいて体の具合が悪くなったときによくみられます。

　じんましんほどはかゆくありませんが，一度出ると全身に広がりやすいので，完全に消えるまで1週間くらいかかることが多いようです。

　かぜが治れば自然に消えていきますが，ほかの症状がある場合は検査が必要なことがあります。

　マイコプラズマ感染症の回復期にみられることがあります。

ウイルス性発疹症 "かぜボロ"

　子どもがいろいろなかぜにかかると，そのひき始めや治りかけのときに，赤い発疹が体中に出ることがあります。

　これらのなかには，風疹など人にうつりやすい病気もありますが，それ以外にもいわゆる「かぜ」によって出る "かぜボロ" であることがめずらしくありません。

　たいていの場合，発疹は4〜5日で自然に消えていきますが，長い間続いたり，ほかの症状が現れたりしたときは検査が必要になることもあります。

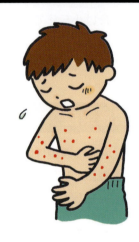

蕁麻疹（じんましん）

　じんましんは，特定のアレルギー物質で出ることもありますが，子どものじんましんの多くは原因不明です。また，かぜをひいて咳や鼻水が出るように，かぜの症状の一つとして，じんましんが出ることがあります。

　じんましんは，体調が戻れば自然に軽快します。かゆみがひどいときや，出たり引いたりを何日も繰り返すときには，受診して相談しましょう。

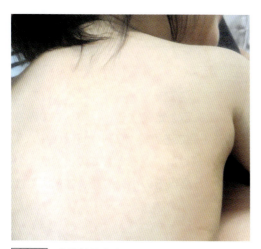

写真1　突発性発疹症
解熱後に全身に淡い紅斑性の皮疹

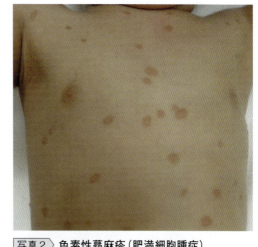

写真2　色素性蕁麻疹（肥満細胞腫症）
色素沈着が長期間残る

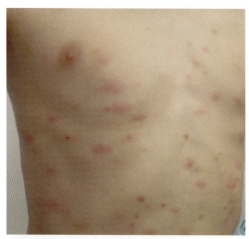

写真3　水痘（水痘ワクチン接種歴あり）
水痘ワクチン接種歴があるため典型的な水疱疹はあまり認められない

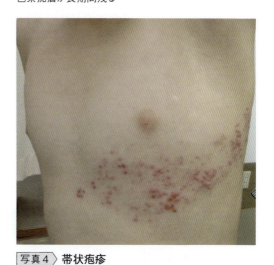

写真4　帯状疱疹
水痘に罹患した後，数年～数十年後に発症

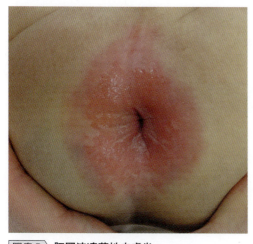

写真5　肛囲溶連菌性皮膚炎
スワブで滲出液を拭い，迅速検査で診断が可能

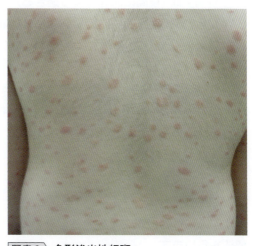

写真6　多形滲出性紅斑
マイコプラズマ感染症やウイルス感染症に合併して発症

夜　尿

夜尿とは

　夜尿を「夜間の睡眠中に不随意に尿を漏らすこと」であると定義すると，すべての赤ちゃんは夜尿です。そして，ひとりで歩けるようになる1歳ころからオムツが取れ始めて，徐々に夜尿もなくなってきます。では，何歳まで夜尿が続けば，疾患としての夜尿症なのでしょうか。『夜尿症診療ガイドライン2016』[1]では，5歳以上の小児に対して夜尿症としています。

夜尿症の定義

『夜尿症診療ガイドライン2016』[1]では，夜尿症を次のように定義しています。

①5歳以上の小児の就眠中の間欠的尿失禁である
②昼間尿失禁や，ほかの下部尿路症状*の合併の有無は問わない
③1か月に1回以上の夜尿が3か月以上続くものとする
④1週間に4日以上の夜尿を頻回，3日以下の夜尿を非頻回とする

*下部尿路症状：排尿頻度が過多（1日8回以上）か過少（1日3回以下），昼間尿失禁，尿意切迫，遷延性排尿（排尿開始困難），いきみ（腹圧をかけての排尿），微弱尿線，断続排尿，尿こらえ姿勢，残尿感，排尿後のちびり，外性器や下部尿路の疼痛

夜尿症の原因

　夜尿症の原因には，以下の3つがあります。これらの原因のうち，1つまたは複数が関与しています。
① 夜間多尿（夜間に尿をつくり過ぎる）
② 排尿筋過活動（膀胱内の尿量が少ない状態で排尿してしまう）
③ 覚醒閾値の上昇（膀胱に尿が充満していても起きられない）

治　療

　夜尿症の治療には，以下の3つがあります。
① 生活指導（行動療法）
② アラーム療法
③ 薬物療法
　まずは，行動療法を行います。そして，効果が不十分の場合には，アラーム療法や薬物療法を行います。

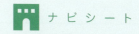

行動療法

行動療法には，以下の7つの項目があります。それぞれ具体的に説明します。

①規則正しい生活をする

　夜更かしや夜食は，夜尿を悪化させます。「早寝，早起き，朝ごはん」を実践して，規則正しい生活をすることで，夜尿を減らすことができます。

②水分の取り方に気をつける

　成長・発達過程の子どもに対して，極端な水分摂取制限をすることは推奨されません。そこで，日中には十分に水分を摂取するように指導します。夕食は，就寝2時間前までに済ませ，夕食後は水分摂取制限をします。

　例えば，入浴後に水分を多く取り過ぎてしまう場合には，夕食の前に入浴して，夕食のときに水分を取るようにすると，就寝前の時間は，効率よく水分摂取制限ができます。

③塩分とたんぱく質を取り過ぎない

　塩分とたんぱく質を取り過ぎると，尿量の増加を招きます。特に夕食では，これらを取り過ぎないように指導します。

④便秘に気をつける

　便秘，つまり，大きな便塊が肛門付近に存在していると，膀胱を圧迫して膀胱容量が減少します。そのため，膀胱内に少しの尿がたまっただけで夜尿を招いてしまうことになります。便秘にならないように指導します。

⑤寝る前にトイレに行く

　布団に入る前には，尿意の有無にかかわらず，必ずトイレに行くように指導します。このときに大切なのは，「尿をしっかり出しきる」ことです。母親から「寝る前はトイレに行きなさい」と言われた男児が，トイレには行くものの，尿を十分に出しきらずに戻ってくることはよくあります。足台を使用して，便座に座って排尿すると，尿を出しきることができます。

⑥寝ているときの寒さから守る

　手足が冷えていると，体の中心に血液が集まり，腎血流量が増えて，その結果，尿量が増えることになります。特に冬場は，手袋や靴下を着用したり，暖房器具を効果的に使用したりして，寒さから守りましょう。

⑦夜中，無理にトイレに起こさない

　保護者のタイミングで，子どもを夜中にトイレに起こしても，夜尿の改善には効果はありません。子どもの睡眠のリズムを妨げないようにしましょう。

夜　尿　　　　　　　　　　　　　　　　　　　

おねしょ日誌の活用

　おねしょ日誌（写真1）を毎日記入することは，夜尿の改善に効果があります。記入する内容は，夜尿の有無と時間帯，水分制限ができたかどうか，朝一番の排尿量，アラーム療法や薬物治療，学校行事の有無などです。夜尿がなかった日には，子ども自身がお気に入りのシールを貼ります。そして，記入した日誌を持参して，2～4週ごとに受診してもらいます。シールの数が増えてきたら，子どもをたくさんほめるようにしましょう。

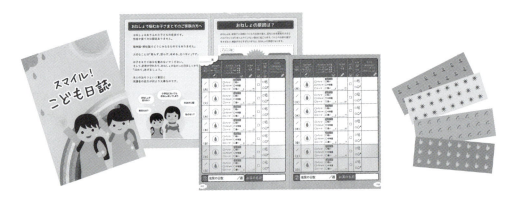

写真1　おねしょ日誌
※右側のシールは，夜尿がなかった日に貼る。
（おねしょ卒業！プロジェクト委員会・監：スマイル！こども日誌．フェリング・ファーマ株式会社，協和発酵キリン株式会社，2016．）

アラーム療法

　睡眠中に排尿があったときに，器械は下着が濡れたのを感知して，アラームが鳴ります。アラームが鳴ったならば，起きてトイレに行くようにします。ただし，この治療は，子どもに劣等感を抱かせるために行うものではありません。下着が濡れてすぐ，つまり，夜尿があった直後に覚醒することで，「今のタイミングで起きなければならない」ことを条件づける療法です。アラーム療法により，夜間の膀胱の蓄尿量が増えることが期待できます。

発達障害の子どもと夜尿

　注意欠如多動性障害（ADHD）などの発達障害の子どもには，夜尿症が併存している場合があります。発達障害が疑われるときには，専門の医療機関と協働して治療にあたるのが理想です。発達障害の治療が奏功する過程で，自然に夜尿が改善します。

［文献］
1）日本夜尿症学会・編：夜尿症診療ガイドライン2016．診断と治療社，東京，2016．

夜尿

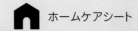

夜尿とは

　夜尿，つまり「おねしょ」は，成長すると自然に治るものです。それでも，小学生になっても治らないと，心配になります。本人が困って，「治したい」と思ったら，まず小児科クリニックに相談にいきましょう。ふだんの生活を見直すことでも，かなり改善します。

夜尿の治療

　夜尿の治療は，ふだんの生活を見直す「行動療法」，そのほかに「アラーム療法」「薬物療法」があります。まずは，行動療法を行ってみましょう。

行動療法

①規則正しい生活をする	夜更かしや夜食は，夜尿を悪化させます。「早寝，早起き，朝ごはん」実践をしましょう
②水分の取り方に気をつける	日中は水分を十分に取ります。そして，夕食は，就寝2時間前までに済ませるようにして，夕食後は多くともコップ1杯くらいにしましょう
③塩分とたんぱく質を取り過ぎない	夕食は，「塩分」(しょっぱいもの，調味料)，「たんぱく質」(お肉)を取り過ぎないようにしましょう
④便秘に気をつける	大きな便がたまっていると，膀胱に尿がためられなくなります。便秘にならないようにしましょう
⑤寝る前にトイレに行く	寝る前は，足台を使用して，便座に座って，しっかり尿を出しきりましょう
⑥寝ているときの寒さから守る	手足が冷えていると，尿をたくさんつくってしまいます。寒さ対策をしましょう
⑦夜中に無理にトイレに起こさない	子どもを夜中にトイレに起こしても，夜尿の改善効果はありません。子どもの睡眠リズムを妨げないようにしましょう

おねしょ日誌の活用

　おねしょ日誌をつけるのも効果があります。そして，おねしょがなかった日には，子どもに好きなシールを貼ってもらいましょう。シールが増えてきたならば，いっぱいほめてあげましょう。

学校保健と発達障害

　学校生活は，子どもに対して，一定の時間を机に座って授業を聞くことや，特定の目的のために集団で行動することを求める場です。なかには，このような規律を守った学校生活に，うまく適応できない子どもがいます。その結果，「不登校」「昼間尿失禁・便失禁（遺糞症）」「保健室登校」などの行動や症状が出ることがあります。そして，これらの行動や症状が現れる背景に「発達障害」があることを考慮しなければなりません。

　発達障害と一言で表現しても，注意欠如多動性障害（ADHD）や自閉症スペクトラム（広汎性発達障害）など，その病態は多岐にわたります。しかし，病名を付けてレッテルを貼ることが主眼ではありません。そもそも子どもは，一人ひとりに個性があり，程度の差はあれ「ちょっと変わったところ」は誰でももち合わせています。そこで，発達障害の子どものイメージを図1に示します。白か黒かではなく，グラデーションがかかった連続した状態のどこかに，誰もが位置しているのです。

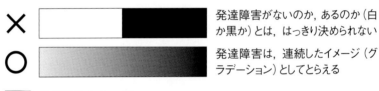

|図1| **発達障害のイメージ**

　子どもが学校生活に適応できないことに関して，考えなければならないことの基本には，身体疾患（基礎疾患）を有しているか否か，があります。これを判断するためのツールとして，「身体症状に関する問診票」を次ページに示します。「こころ」の問題だと思っていたのが，実は，「身体」の問題であることがあります。まずは，「身体」の問題がないかどうかを確かめましょう。

　学校生活に適応できないことや不登校の問題は，長期戦になります。保護者にも，長期戦であることを覚悟してもらいます。学校保健のかかわりも同様です。そして，児童精神科がある専門機関に紹介することも必要となるでしょう。ただし，「紹介しておしまい」ではありません。専門機関に紹介しても，かぜや予防接種などでクリニックを受診する機会は必ずあります。その際には，その後の経過を確認しましょう。加えて，クリニック独自に，「看護師外来」など継続的な相談の機会を設けてもよいでしょう。
　不登校は，「学校へ行かないと選択した」と理解します。そして，個性をもった子どもがいきいきと生活できるように，それぞれの機関で子どもや保護者と一緒に考えることが重要となります。

身体症状に関する問診票

氏名：_____　　年齢：___歳　性別：男・女　　記入年月日：平成___年___月___日

問診者サイン：_____

分類	番号	内容	よくある	たまに	ない
A	1	「疲れた」と感じる			
A	2	かぜをひきやすい			
A	3	夏でも手足が冷える			
B	4	頭が痛い（または）重く感じる			
B	5	乗り物に酔う			
B	6	長く立っていると気を失って倒れる			
B	7	めまいがする			
B	8	寝つきが悪い			
B	9	夜中に目が覚める			
B	10	朝，起きづらい			
B	11	肩や首筋が凝っている			
B	12	背中や腰が痛くなる			
B	13	腕や足が痛い（または）だるく感じる			
B	14	物がぼやけて見える			
B	15	耳の中で何か音の響く感じがする			
B	16	人前に出ると，すぐ顔が赤くなる			
B	17	緊張するとひどく汗をかく（または）手がふるえる			
C	18	胸が痛い（または）締めつけられる感じがする			
C	19	胸がひどくドキドキする			
D	20	鼻が詰まる（または）鼻水が出る			
D	21	咳が出る			
D	22	ゼイゼイして息苦しい			
E	23	あまり食欲がない			
E	24	ムカムカする（または）嘔吐する			
E	25	胃のあたりが痛く，気分が悪い			
E	26	便秘気味			
E	27	下痢をする			
E	28	おならが出る			
E	29	おなかが痛くなる			
F	30	オシッコに行く回数が人と比べて多い			
F	31	昼間でもオシッコをもらす			
F	32	おねしょをする			
G	33	身体がかゆい			
G	34	顔や身体，手足にブツブツができる			
G	35	冬でも汗をかく			

● 分類ごとの可能性のある疾患
　A：血液疾患や内分泌疾患などの身体疾患，B：起立性調節障害，C：心疾患，D：アレルギー性鼻炎や気管支喘息，
　E：過敏性腸症候群，F：泌尿器疾患，G：アトピー性皮膚炎などの皮膚疾患

（日本小児心身医学会・編：初診時の身体症状に関する問診票．小児心身医学ガイドライン集；日常診療に活かす5つのガイドライン，改訂第2版，南江堂，東京，2015, p111. より改変）

肥 満

肥満とは

『肥満症診療ガイドライン2016』[1)]では，肥満に関する用語の定義がなされています（表1）。それは，「肥満」とは脂肪組織に脂肪が過剰に蓄積した状態であり，必ずしも病的な状態ではないとしています。これに対して「肥満症」とは，医学的に減量の必要な状態としています。そして，肥満や肥満症の判定にはBMI（boby mass index）や肥満度が使用されます。

表1 用語の定義

用 語	定 義
肥 満	肥満度≧20％，かつ有意に体脂肪率が増加した状態
肥満症	肥満に起因ないし関連する健康障害（医学的異常）を合併するか，その合併が予測される場合で，医学的に肥満を軽減する必要がある状態をいい，疾患単位として取り扱う
BMI	身長と体重のバランスを示す値で，体格指数といわれる BMI＝体重[kg]／身長[m]^2
肥満度	標準体重に比べて実測体重の超過が何パーセントに相当するかを表す指標 肥満度（％）＝（[実測体重－標準体重]／標準体重）×100 標準体重（kg）＝身長（m）^{2}×22＊ ＊：標準体重はもっとも疾病の少ないBMI 22を基準としている

体脂肪

体脂肪は，皮下に分布している「**皮下脂肪**」と，内臓に分布している「**内臓脂肪**」があります。特に，内臓脂肪が過剰に蓄積した状態が要注意です。それは，内臓脂肪過多の状態で脂肪分解が進むと，過剰に分解された脂肪成分が直接肝臓に流入して，糖代謝異常や脂質代謝異常につながる危険があるからです。

BMIと肥満度

通常，肥満とやせの体格判定にはBMIが広く用いられています。BMIの計算式は，体重[kg]／身長[m]^{2}となります。ただし，わが国の小児の肥満の体格判定には，肥満度が用いられています。肥満度とは，標準体重に比べて実測体重の超過，不足分が何パーセントに相当するかを表す指標です。肥満度（％）の計算式は，（[実測体重－標準体重]／標準体重）×100となります。幼児においては，肥満度±15％範囲が正常であり，**肥満度30％以上が太り過ぎ**です。児童・生徒においては，肥満度±20％範囲が正常であり，**肥満度30％以上が中等度肥満**，**肥満度50％が高度肥満**です（表2）。

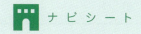

表2 ▶ 小児肥満症の診断基準

項　目	内　容		
適応年齢	6〜18歳未満		
肥満症診断	(1) A項目を1つ以上有するもの (2) 肥満度≧50％で，B項目の1つ以上を満たすもの (3) 肥満度＜50％で，B項目の2つ以上を満たすもの (参考項目が2つ以上あれば，B項目1つと同等)を小児肥満と診断する		
	A項目 肥満治療を必要とする 医学的異常	①高血圧 ②睡眠時無呼吸症候群など換気障害 ③2型糖尿病・耐糖能障害 ④内臓脂肪型肥満 ⑤早期動脈硬化	
	B項目 肥満と関連の深い 代謝異常	①非アルコール性脂肪性肝疾患（NAFLD） ②高インスリン血症かつ/または黒色表皮症 ③高総コレステロール血症かつ/または高non-HDL-C血症 ④高トリグリセライド血症かつ/または低HDL-C血症 ⑤高尿酸血症	
	参考項目 身体的因子や 生活面の問題	①皮膚線条などの皮膚異常 ②肥満に起因する運動器機能不全 ③月経異常 ④肥満に起因する不登校，いじめなど ⑤低出生体重児または高出生体重児	

（日本肥満学会・編：小児肥満・小児肥満症について．肥満症診療ガイドライン2016，ライフサイエンス出版，東京，2016，p126．より改変）

内臓脂肪型肥満

　子どもは成人と同様に，内臓脂肪の蓄積があるかどうかを，ウエスト周囲長（以下，腹囲）をメジャーで計測して判断します（腹囲計測方法は図1を参照）。**腹囲が80cm以上（小学生では75cm以上）**，または，**腹囲身長比（腹囲[cm]/身長[cm]）が0.5以上**の場合には，内臓脂肪型肥満とします。

肥満　　　　　　　　　　　　　　　　　　　　　　　　　　　　　ナビシート

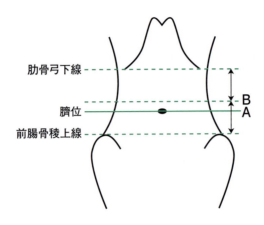

	測定部位	適応	計測方法
A	臍位	通常の測定部位	●軽い呼気終末に計測 ●前後が水平になるように計測
B	肋骨弓下線と前腸骨稜上線の中点	過剰に脂肪が蓄積している場合の測定部位	

※腹囲身長比（腹囲[cm]／身長[cm]）が0.5以上の場合には，内臓脂肪型肥満の疑いありとする

図1　腹囲の測定部位

（日本肥満学会・編：標準的ウエスト周囲長測定法と測定時の注意点．肥満症診療ガイドライン2016．ライフサイエンス出版，東京，2016．p xiii より改変）

肥満の治療

子どもの肥満症の治療は生活指導が中心となります。子どもには，薬物治療や外科治療は推奨されていません。生活指導は，食事療法，運動療法，認知行動療法の3つです（具体的な方法に関しては，次ページ「ホームケアシート」参照）。

---

column　DOHaD仮説
小さく生まれた赤ちゃんは将来肥満のリスクあり？

　胎児期に低栄養環境に曝された場合に，エネルギーの供給不足に適応するために，エネルギー消費の少ない体質を獲得して生まれた子どもが，出生後に多くのエネルギーを摂取した場合に，肥満やメタボリックシンドロームが高リスクとなることを，DOHaD（developmental origins of health and disease）仮説（成人病胎児期発症起源説）といいます。胎児期の低栄養の原因は，母親のやせ願望によるエネルギー摂取不足や出生体重の減少などです。胎児期の低栄養環境により，胎児は「大きくなりたい」という願望が強くプログラミングされて生まれてくると考えられています。つまり，低出生体重児は，肥満のリスクを抱えて出生してくることになるのです。そこで，小さく生まれたからと過剰にエネルギーを与えたりせずに，成長曲線をプロットしながら自然に経過をみていくことが重要となります。

［文献］

1）日本肥満学会・編：肥満症診療ガイドライン2016．ライフサイエンス出版，東京，2016．

肥満 ホームケアシート

肥満とは

体脂肪は，皮下に分布している「皮下脂肪」と，内臓に分布している「内臓脂肪」があり，これら脂肪組織に脂肪が過剰に蓄積した状態を「肥満」といいます。特に，内臓脂肪型肥満が要注意です。子どもの肥満を改善するためには，日常生活を見直すことが大切でしょう。

日常生活の改善

①食事療法

　肥満症の子どもの治療の第一歩は，食事療法です。まずは，3食をしっかり食べ，おやつを制限するところから始めるのがよいでしょう。最近流行している極端な低糖質食ダイエットや単品食ダイエットは，子どもには適していません。

②運動療法（身体活動を増やす）

　スクリーンタイム（テレビ，パソコン，スマートフォン，ゲーム機などを見ている時間）が増えて，身体を動かす時間が減っていませんか。意識して，体を動かすようにしましょう。

③認知行動療法

　毎日の生活習慣をチェックリストにのっとって，自己管理する方法です。チェック項目は，以下の7項目になります。チェックリストを毎日つけることは，減量への動機づけになります。肥満症であるか否かに限らず，「早寝・早起き・朝ごはん」は，子どもの生活習慣の改善には，もっとも有効な方法です。

【生活習慣チェックリスト】
①朝食を食べること
②給食でおかわりをしないこと
③夜食を食べないこと
④ジュースを飲まないこと
⑤おやつの量を守ること
⑥スクリーンタイムを制限すること
⑦家の手伝いをすること

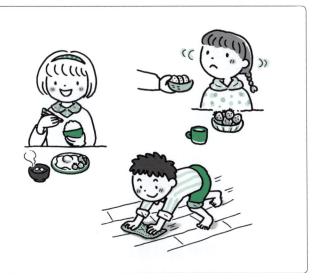

Q&A 母子健康手帳と成長曲線

Q1 母子健康手帳の歴史について教えてください

A　母子健康手帳は，1942年に妊産婦手帳から始まり，1965年に母子保健法に基づき母子健康手帳となりました。その後約10年ごとに，母子を取り巻く社会情勢の変化を踏まえて様式の改定が行われています。現在，35歳以上の妊娠・出産の増加，低出生体重児の増加，生殖補助医療による出生の増加に加えて，児童虐待の増加などの社会情勢の変化を踏まえた内容になっています。

Q2 妊娠期間の分類について教えてください

A　出産の状態の記載項目のなかで，妊娠期間が子どもの成長・発達に大きく影響してきます。妊娠期間（以下，在胎期間）の分類を以下に示します。

> ①在胎36週6日までを早産児（preterm）
> ②在胎37週0日から41週6日までを正期産児（term）
> ③在胎42週0日以降を過期産児（postterm）

また，この分類に加えて，2005年米国のNICHD（the National Institute of Child Health and Development）が提唱した概念で，早産児のなかで在胎34週0日から36週6日に出生した子どもをlate preterm児と定義しています。late preterm児は，臨床的には健康にみえても，疾患の罹患率は正期産児の2～3倍であり，さまざまな場面で医学的介入が必要であることがわかってきました。

Q3 「SGA」について教えてください

A　出生時体重と身長が在胎期間の標準値より10パーセントタイル未満をSGA（small for gestational age）児といいます。SGA児は，出生時には心不全，新生児仮死，低血糖，胎便関連性腸閉塞などのリスクがあります。また長期的には，低身長症や発達障害などのリスクも指摘されています。

　母子健康手帳で出産時の状態を確認する場合は毎回，「在胎期間に比べて出生時体重が少なくはないか」という視点で数値を読む必要があります。

Q4 乳幼児健康診査において母親の子育てについての不安をどのように把握すればいいですか？

A　母子健康手帳の健康診査のページを見ると，見開きの左側が保護者の記録欄であり，

右側が医療機関の記録欄です。この保護者の記録欄に「子育てについて気軽に相談できる人はいますか」「子育てについて不安や困難を感じていることはありますか」という質問事項が，すべての健康診査の時期に繰り返し記載されています。6か月齢，9か月齢などその発達段階における子育てに関する不安や困難が，子どもへの虐待につながるリスクを早い段階で察知する必要があります。

Q5 乳幼児身体発育曲線（成長曲線）の記入の仕方を教えてください

A　乳幼児身体発育曲線は，厚生労働省雇用均等・児童家庭局が10年ごとに行っている調査をもとに作成されています。

　成長曲線のグラフ上に点を打つ（以下，プロット）ときに，注意事項があります。例えば，6か月児健康診査では，生後6か月と何日であるかを計算し，「生後6か月と10日」であるならば，6か月と7か月の間の1/3の場所にプロットすることです。このように，子どもの身体発育の評価をするには，正しくプロットすることから始めて，次に，プロットした点を曲線につないでみることが重要となります。

Q6 便色カードとは何ですか？

A　母子健康手帳の1か月児健康診査のページに，乳児の便の色を確認する「便色カード」が挿入されています。これは，印刷技術の向上で，低コストでカラーページの作成が可能になったからです。便色カードは，早期に胆道閉鎖症を発見するために使用されます。1～3番までが胆道閉鎖症の疑いがあり，4～7番が正常の便色となります。

Q7 出生前後からの記録が，どうして重要なのですか？

A　「さまざまなヒトの脳機能発達の臨界期が生後2歳までに集中しており，この時期が生涯を通じてもっとも重要である」[1]。クリニックは，このような子どもの重要な時期にかかわる場所であり，育児支援を使命としなければなりません。母子健康手帳を活用して，育児支援を展開できるようにしましょう。

[文献]
1) 大西鐘壽：母子健康手帳に載せる育児情報に関する科学的根拠の検討；小児科医・産科医・母親・学生等の意見収集・分析．厚生労働科学研究，2004．

血 尿

■ **血尿とは** ■

子どもの「尿の色が赤い」という理由で，受診されることがしばしばあります。しかし，尿の色だけでは，血尿かどうかは判断できません。一部の抗菌薬や鎮咳薬で尿が赤くなることや，水分摂取不足で尿が濃縮されて赤く見えることもあります。なかには血尿で，見逃してはならない腎尿路系の疾患である場合もあります。まずは，尿検査を行って，血尿の有無を確認しましょう。

採 尿

子どもの採尿方法は，**中間尿**，**採尿バッグ**，**尿道カテーテル**および**膀胱穿刺**があります。ここでは，クリニックで日常的に行う中間尿と採尿バッグの方法を以下に示します。

中間尿：陰部をよく清拭し，出始めの尿を捨て，中間尿を採り，終わりの部分の尿を捨てるようにします。排尿コントロールが自立している年長児が対象です。

採尿バッグ（表1）：陰部をよく清拭し，尿バッグを貼って採尿する方法です。排尿が自立していない乳幼児が対象です。

表1 採尿バッグの貼り方

	男 児	女 児
注意点	●陰部をきれいに拭いて，便などの汚れがないか確認します ●陰部を拭いた後はよく乾燥させます ●貼るときは股をしっかり開きます	
貼る場所	●採尿口に陰茎を入れて，接着面の下側から下腹部方向に貼り上げます。接着面が陰嚢にかからないように，下腹部に貼ります	●山型になっている接着面の下側を会陰部（性器と肛門の間）（下図）のくぼみに押し当てて貼り，外陰部にゆっくりと貼り込みます。採尿口が肛門にかからないように，密着させて貼ります
貼り方	［図：採尿バッグ　←▶ ◀マーク　100　50］	［図：会陰部　点線の部分に貼ります］
尿の採り方	●上からゆっくり採尿バッグを剥がしていきます ●「▶ ◀マーク（上図）」より折りたたみ，接着面を貼り合わせて病院まで持参します ●採尿バッグから紙コップに尿を移し，紙コップからスピッツに移して，スピッツを持参する方法もあります	

尿検査

クリニックで行う尿検査には，以下の4つの方法があります。

①目視による尿試験紙法

尿に尿試験紙を決められた時間浸して，目視にて判定を行います。尿と尿試験紙があればできるため，安価で簡便であり，クリニックでも場所をとりません。ただし，目視による判定は個人差が避けられず，測定結果に客観性が得られないのが欠点です。

②尿試験紙オートリーダー

尿試験紙の目視判定の欠点を補うため，オートリーダーで読み取る方法（写真1）があります。オートリーダー専用の尿試験紙を決められた時間尿に浸し，尿試験紙を機器にセットするだけで，60秒ほどで結果がプリントアウトされます。最近では，機器の測定精度も向上し，コンパクトで操作が簡便なものが発売されています。ただし，設置場所を確保しなければならないことや，毎日の洗浄などのメンテナンスが必要です。また，キャリブレーション（校正）機能がない機器では，定期的に精度を確認する必要があります。

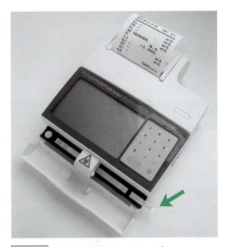

写真1　尿試験紙とオートリーダー
※矢印は尿試験紙をセットする部分

③尿沈渣鏡検法

尿沈渣鏡検法は，尿中にどのような細胞がどの程度存在しているかについて，遠心分離した尿を直接顕微鏡でみる方法です。10mLの新鮮尿を1,500rpm（回/分）で5分間遠心し，液層を捨て，残った沈渣を毛細管ピペットで1滴採って，顕微鏡でみます。特に重要なのは，腎に由来する各種円柱，腎・尿路系の各部に由来する赤血球・白血球・細菌などの存在の有無です。円柱が確認できれば，腎臓がダメージを受けている指標となります。

④コバスライド法[1]

コバスライド〔KOVA slide®（HYCOR社）〕（写真2）は，1滴の尿で膿尿や細菌尿を確認できます。コバスライドはディスポーザブルのプラスチック製で，毛細管ピペットで尿の

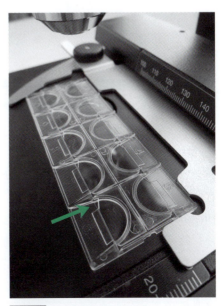

写真2　コバスライド
※矢印は尿の注入口

血尿

注入口から尿を1滴注入し，顕微鏡（写真3）で赤血球・白血球や細菌をカウントします。コバスライドには400倍視野ごとの格子が刻印されており，400倍視野に細菌が1個確認されれば細菌尿と診断でき，次に大きい100倍視野（400倍視野9個分）に白血球が1個確認されれば膿尿と診断できます。尿沈渣鏡検法の遠心分離を省略できるため，迅速で簡便です。

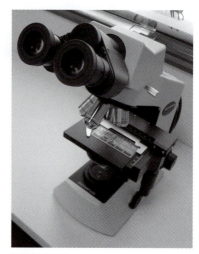

写真3 顕微鏡

血尿の原因

血尿は，無症候性血尿であることが多いのですが，なかには，専門医療機関での加療が必要な場合があります。400倍1視野（コバスライド1視野）のなかに5個以上の赤血球があるときは，以下の原因疾患を疑います。また，検尿は早朝尿とし，数回行います。

- 腎下垂
- 水腎症
- 腎・尿路奇形
- nutcracker現象
- 腎尿路結石症
- 腎尿路腫瘍
- 出血性膀胱炎
- IgA腎症
- 紫斑病性腎炎
- 膜性増殖性糸球体腎炎（MPGN）
- ループス腎炎
- アルポート症候群
- 慢性腎炎症候群

late preterm児（後期早産児）の尿検査の重要性

最新の新生児医療の概念で，早産児のなかで在胎34週0日～36週6日に出生した児をlate preterm児とよびます（p70「Q2」参照）。late preterm児は，少し早く小さく生まれただけではなく，各臓器が未成熟な状態のために身体的リスクを抱えていることがわかってきました。腎臓に関しては，ネフロン数の減少があります。このため，late preterm児が糸球体腎炎などを発症した場合，ネフロン数が少なく予備能力が弱いことから，腎不全に移行するなど全身への影響が大きくなります。late preterm児の尿路感染症を早期に発見するためにも，積極的に尿検査を行う必要があります。

[文献]

1) 白髪宏司：検尿の見方；糸球体性血尿の診断，コバスライド法とキットの使い方，フローサイトメトリーを含めて．小児内科 44(2)：199-203, 2012.

血便

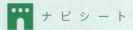

血便とは

　子どもの血便の原因とし，腸重積症，細菌性胃腸炎，肛門周囲からの出血（裂肛，痔核）が多くみられます。腸重積症（p31「腹痛」参照）は緊急対応の疾患で，二次病院への紹介が必要となりますが，細菌性腸炎は軽症の場合には，外来管理が可能です。肛門周囲からの出血も，少量ならば緊急を要しません。このように，一概に血便といっても，軽症から重症まで幅広くあります。血便で来院した子どものなかには，赤い色の食材が不消化のまま便に混入したり，内服薬の色であったりと，実際に血便でない場合もあります。血便かどうか心配であれば，便をオムツごと持参してもらうのがよいでしょう。

年齢別にみた血便の原因

　血便には，年齢別にさまざまな原因があります（**表1**）。

表1　年齢別にみた血便の原因

新生児	●母体血の嚥下（母親の乳首からの出血を嚥下） ●裂肛 ●ビタミンK欠乏症 ●ミルクアレルギー ●壊死性腸炎 ●腸回転異常症
乳児	●細菌性胃腸炎 ●腸重積症 ●裂肛 ●食物アレルギー ●異物誤飲 ●偽膜性大腸炎（抗菌薬の副作用） ●虐待
幼児・学童	●細菌性胃腸炎 ●裂肛，痔核 ●アレルギー性紫斑病 ●溶血性尿毒症症候群 ●消化性潰瘍，ポリープ ●メッケル憩室 ●虐待

血便の性状の観察

　血便の性状で，どのような疾患なのかをある程度鑑別できます。イチゴジャム様の血便ならば腸重積症であり，粘液を含む水様の血便ならば細菌性胃腸炎であり，新鮮血が便の外側に付着しているのであれば，裂肛や痔核が考えられます。

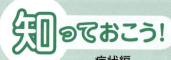

外来看護で必要な計算力

Q1 年齢の数え方を教えてください

A　年齢の数え方は、「出生日を0日、次の日を起算日1日」とした「満の年齢」と、民法をもとに「出生日を起算日の1日」とした「数えの年齢」の2通りがあります（**表1**）。医療では、「満の年齢」を使用しますが、予防接種の場面では、「数えの年齢」を使用します。予防接種で、麻しん風しん混合ワクチン（MRワクチン）が、1歳の誕生日の前日から接種できるのはこのためです。

表1 年齢の数え方（2014年3月10日生まれのAちゃん場合）

暦年齢	2014/3/10 出生日	3/11	3/12	3/13	3/14	3/15	3/16	3/17	…	3/9 誕生日前日	2015/3/10 誕生日
民法	1日	2日	3日	4日	5日	6日	7日（1週）	8日	……	1歳（数えの1歳）	1歳1日
医療	0日	1日	2日	3日	4日	5日	6日	7日（1週0日）	……		1歳0日（満1歳）

Q2 早産児の修正年齢の数え方を教えてください

A　早産児の成長・発達を考える場合、生まれてからの暦月齢ではなく、修正月齢を使用します。修正月齢とは、出産予定日からの月数です。本来、出産予定日までは、母親の胎盤に全面的に依存している胎内生活の時期である、との考えからです。出産予定日とは、最終月経の初日を0週0日として、40週0日のことです。

また、いつまで修正月齢でみるかというと、通常は暦年齢の1歳までですが、1,500g未満の極低出生体重児は暦年齢が3歳までは修正年齢でみる場合もあります。

- 出産予定日＝最終月経の初日を0週0日とした、40週0日にあたる日
- 修 正 月 齢＝出産予定日を0週0日として計算した月数

Q3 早産児の予防接種の開始時期を教えてください

A　早産児の成長・発達は修正月齢でみていきますが、予防接種はいつから開始したらよいのでしょうか。「低出生体重児のワクチンの接種時期は、暦月齢に従い、ワクチン接種量は添付文書どおりに行う」ことになっています。小さく早く生まれた子どもでも、暦月齢で予防接種を行うことで、重症感染症から守ろうとする考えが基本になっています。

Q4 赤ちゃんの体重増加量の計算方法を教えてください

　生後7日までの早期新生児期には，5〜7％程度の生理的体重減少がみられます。そのため，産科を退院してきた新生児の体重増加量を計算するときは，退院日を基準にするのが一般的です。出生日を基準に計算すると，体重増加量が実際よりも少なくなってしまいます。その後は，直近の体重を基準にして，日割りで計算します。体重測定は，オムツをはずし，裸で計測した値を使用します。

　1歳までの月齢ごとの体重増加量の目安を**表2**に示します。4か月齢まではぐんぐん増えますが，それ以降はゆるやかな増加に転じます。

●体重増加量(g/日)＝{現在の体重(g)－基準日の体重(g)}÷(基準日からの日数)

表2 児の月齢別体重増加量の目安

月　齢	1〜3か月	4か月	5〜6か月	7か月	8〜12か月
g／日	約30	20〜25	10〜20	10〜15	7〜10

Q5 カウプ指数について教えてください

　身長，体重のそれぞれの増え方をみるのと同時に，そのバランスを評価できるのがカウプ指数です。身長に対して体重が少ないときは，カウプ指数は小さくなります。新生児ではカウプ指数が15前後，乳児では15〜19前後が正常です。カウプ指数が14以下の場合には，哺乳量や離乳食の量が不足していないか，何か病気が隠れていないかを考えます。また，養育環境が整っているかどうかや，虐待の可能性も視野に入れなければなりません。

　また，国際的に使用されている体格を判定する指標が，BMI(body mass index)です。基本的にはカウプ指数と同様のものですが，乳児期はカウプ指数を使用するのが一般的です。

●カウプ指数＝体重(g)÷身長(cm)÷身長(cm)×10
●BMI＝体重(kg)÷身長(m)÷身長(m)

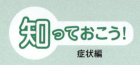

Q6 SDスコアについて教えてください

A　SDスコアは，身長が平均値からどのくらい離れているのかを示す値であり，低身長の判断基準として使用されます。計算式は，身長の実測値から，身長の平均値（平均身長）を引いて，標準偏差で割った値です。平均身長と標準偏差の値は「何歳何か月」という月ごとに示されており，数年ごとに改定されています。子どもの身長が平均身長よりも大きい場合はSDスコアがプラスになり，小さい場合はマイナスになります（図1）。成長ホルモン分泌不全性低身長，SGA性低身長症の子どもが，成長ホルモン補充療法を受けられる基準は－2.5SD未満とされています。

- SDスコア＝（身長の実測値－平均身長）÷標準偏差

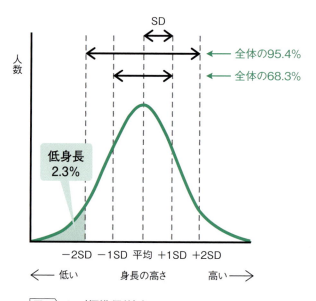

図1　SD（標準偏差）とSDスコア

Q7 TH（target height）の計算方法を教えてください

子どもの身長は，両親の身長に影響を受けます。そこで，低身長の子どもの場合，将来どの程度の身長の伸びが予想されるかを考える必要があります。両親の身長から計算した，子どもの成人期の推定身長をTH（target height）とよび，その95％信頼区間をTR（target range）とよびます。THとTRの計算式を以下に示します。

- 男児：TH＝（父親の身長＋母親の身長＋13）÷2（cm），TR＝TH±9（cm）
- 女児：TH＝（父親の身長＋母親の身長－13）÷2（cm），TR＝TH±8（cm）

Q8 薬の力価について教えてください

力価とは，何を示す値でしょうか。まずは，子どもに処方されることが多い，ペニシリン系抗菌薬のアモキシシリンについてみていきましょう。

アモキシシリン細粒10％　100mg（力価）/g

アモキシシリンは，上記のように表記されています。これは，「アモキシシリン細粒は，10％濃度の細粒で，細粒1gに含まれる力価は100mgである」ことを意味します。「力価100mg」とは，主成分である抗菌薬の含有量を示しています。

小児の薬用量は，1日量を体重（kg）ごとに計算します。体重（kg）あたり，30mgのアモキシシリンを処方するためには，体重10kgの子どもであれば，以下のようになります。

10（kg）×30（mg）（力価）＝300mg（力価）/日

また，力価は300mgですが，細粒全体の量は3,000mg（3g）です。

調剤薬局では，1日3回内服する場合は，アモキシシリン細粒3,000mg（3g）を，3つに分包して処方します。1日3gを3つに分包するならば，1回の服用量は1gと予測して，服薬指導に生かしましょう。

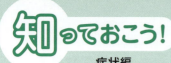

クリニックの災害対策

Q1 クリニックでの地震の対応を教えてください

A　緊急地震速報を受信したときの対応行動例を**表1**に示します。クリニックには，大人とほぼ同じ数の子どもが在院しています。そこで，自分と子どもを同時に守る姿勢（**図1**）を取り，不用意に動かないことが重要です。

表1　緊急地震速報受信時の対応行動例（屋内での対応）

- その場で，頭を保護し，揺れに備えて身構える。
- 頭を保護し，大きな家具から離れ，丈夫な机の下などに隠れる。
- その場で火を消せる場合は火の始末，火元から離れている場合は無理に消火しない。
- 慌てて出口，階段などに殺到しない。
- 慌てて外に飛び出さない。
- つり下がっている照明などの下からは退避する。
- エレベーターでは，最寄りの階に停止させ，すぐに降りる。

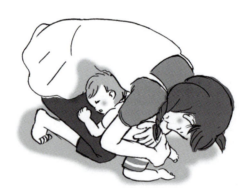

図1　自分と子どもを守る姿勢

Q2 非常用持ち出し物品を教えてください

A　災害が起きた際に，どこでもバイタルサインの測定と初期の救命処置ができるように，非常用持ち出し物品を揃えておく必要があります。携帯用のケースを準備し，必要な物品を入れます。ケースのなかみは，聴診器，体温計，パルスオキシメータ，ストップウォッチ，記録用紙，ボールペンと，バッグ・バルブ・マスクは最低限必要でしょう。

Q3 医療機器の地震対策を教えてください

A 　地震によるけがの半数は，家具の転倒や落下物によるものです。クリニックには，一般家庭にある本棚だけではなく，薬品用戸棚や各種医療機器が設置されています。それらの転倒防止だけではなく，保管されている薬品や医療機器本体も同時に守る必要があります。それぞれについて，地震対策を**表2**に示します。

表2 医療機器や家具の管理・固定

対象物	転倒防止策
本　棚	● L型金具で床面と壁面の2か所に固定する（**写真1**） ● 使用頻度の高い書籍は机の引き出しに収納する
薬品用戸棚	● L型金具で床面と壁面の2か所に固定する（**写真1**） ● 転倒の際になかみが飛び出さないように施錠しておく
ワクチン保冷庫	● 転倒の際になかみが飛び出さないように施錠しておく ● 停電の際は原則，扉を開閉しない
医療機器	● 超音波検査機，心電計などの医療機器は，常にストッパーをかけておく ● 子どもや家族が通行しない場所に設置する
電子カルテ	● 液晶モニター画面は机上に，パソコン本体は床に設置する ● 電子カルテのサーバーに無停電装置を設置する

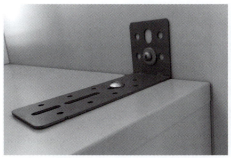

壁面へのL型固定

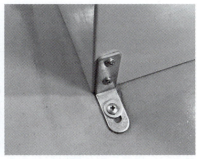

床面へのL型固定

写真1 本棚や薬品用戸棚のL型固定

（症状編）

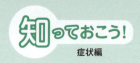

Q4 停電対策を教えてください

A　電子カルテをはじめ，クリニックには電気がなければ使用できない機器がたくさんあります。災害時の停電，災害後の計画停電には，備える必要があります。

1）電子カルテ

電子カルテを使用できなくなったことを想定して，以下の紙カルテを準備しておきます。また，患者情報を守るために，電子カルテのメインサーバーに無停電装置を設置しておくことをお勧めします。無停電装置とは，現在進行中の患者のカルテを記録終了して，情報をバックアップし，パソコンをシャットダウンするまでの15分間は，電子カルテが使用できるようにするための装置です。

【紙カルテの種類】
①患者氏名・住所を記載する診療録（カルテの表書きとなるもの）
②所見，処方・処置内容を記載する用紙
③処方せん
④診療明細書
⑤領収書
⑥診療情報提供書（ほかの医療機関への紹介状）

2）約束処方

子どもの処方は，散剤が主になります。停電では，調剤薬局で分包器が使用できず，散剤の処方ができません。そこで，あらかじめ近隣の調剤薬局と処方内容を取り決めて，つまり，約束処方を決めて散剤をつくり置きしてもらいます。子どもの薬用量は体重ごとに決まります。体重7kg用，10kg用，15kg用とつくり置きを準備してもらいましょう。また，処方せんを記載するときは，カーボン紙を使用すると重複記載を避けられます。

3）医療機器

常時使用する医療機器は，停電の際にも同様に使用できるようにして，診療のレベルを落とさずに行いたいものです。そのためには，可能な限りバッテリー内蔵の製品や電池式の製品を準備しましょう。具体的には，パルスオキシメータ，ネブライザー吸入器（**写真2**），鼻汁吸引器です。また，バッテリー内蔵製品は，常時充電して非常時に備える必要があります。

クリニックの災害対策

症状編

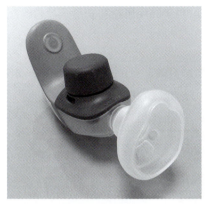
写真2 電動式（電池式）ネブライザー吸入器（PARIベロックス，村中医療器株式会社）

Q5 災害に対する日常の備えを教えてください

A　日常の備えとして，飲用水，タオル，紙オムツ，粉ミルクなどを準備しておきます。意外なものですが，レジ袋を準備しておくと便利です。レジ袋とタオルで簡易オムツを作製できます。また，レジ袋はごみ袋としても，簡易トイレとしても使用できます。
　食品や飲用水は備蓄用として保管していても，結局使用せずに期限が切れてしまうことがあります。そこで，OS-1（オーエスワン®）などの経口補水液を準備しておくと，日常診療で脱水改善のために使用でき，災害時には飲用水として乳幼児に提供できるため，無駄がでません。このように，日頃使用している必需品を少し多めに購入しておく「日常備蓄」がお勧めです。

Q6 クリニックの防火管理の制度を教えてください

A　クリニックには，消防法で定められた防火管理の制度が適応されます。建築基準法では，クリニックの建築物に関する安全基準を定めているのに対して，消防法では管理に関する安全基準を定めています。つまり，建築基準法ではハード面の基準，消防法ではソフト面の基準といえます。
　防火管理の義務内容をクリニックに適用すると，まず，「管理権限者」であるクリニックの院長は，職員のなかから「防火管理者」を選出します。そして，選出された防火管理者は消防計画を作成して，1年に1回は消火訓練を企画・実施しなければなりません。

知っておこう！ 症状編 シナジス®の適応

シナジス®の適応は，早産児と呼吸器感染症で重症化しやすい疾患を有する子どもになります（下表）。

早産児	在胎期間	初回投与の月齢
	28週6日以下	12か月齢以下（13か月齢の前日）
	29週0日〜35週6日	6か月齢以下（7か月齢の前日）

疾患名	適応症	初回投与の月齢
気管支肺異形成症（BPD）を有する子ども	過去6か月以内に治療を施行した場合	24か月齢以下（25か月齢の前日）
先天性心疾患（CHD）を有する子ども	循環動態に異常がある場合	
免疫不全を伴う子ども	軽度のT細胞免疫不全などは除外される	
ダウン症候群を有する子ども	解剖学的または生理的・機能的異常がある場合	

Q シナジス®を投与することで，RSウイルス感染を防ぐことはできますか。

A RSウイルスは，かぜウイルスの一種であり，流行時期には感染の機会は多くあります。RSウイルスの感染を完全に抑止することはできませんが，シナジス®を投与することで重症化を抑制する効果はあります。

Q シナジス®の投与時期はいつですか。

A RSウイルス感染症の流行時期がシナジス®投与の時期になります。通常，流行時期は9〜4月ころですが，地域や年度によって異なります。地域の流行状況*を把握して投与を行います。

*地域でRSウイルス感染症の流行があることを診療報酬明細書に記載して請求する。

Q 予防接種とシナジス®投与はどのように違いますか。また，これらを同時にできますか。

A 予防接種はワクチンを接種することで自分自身の体で抗体をつくることであり，シナジス®投与はRSウイルスに対する抗体（免疫グロブリン）を直接投与することです。これらは，同時に行うことが可能です。ただし，シナジス®は筋肉注射となります。皮下注射の予防接種と間違わないようにしましょう。

Q シナジス®投与はなぜ毎月行う必要があるのですか。

A 予防接種と異なり，シナジス®のように抗体を直接投与する場合には，短期間で抗体価は徐々に減少していきます。シナジス®の効果は4〜5週間です。RSウイルス感染症の流行時期は，1か月に1回は投与を行う必要があります。

予防接種編

本編は，病気の基礎知識，接種スケジュール，接種が遅れた場合の対応，その他関連事項の構成になっています。特に接種スケジュールは，標準接種スケジュールをわかりやすく図解しています。

4種混合ワクチン（DPT-IPV）

{ジフテリア（D）・百日咳（P）・破傷風（T）・不活化ポリオ（IPV）混合}

不活化ワクチン

病気について

- ジフテリアは喉に感染して，嗄声，犬吠様咳嗽，呼吸困難，気道閉塞を起こし重症化します。ジフテリアは国内ではみかけなくなりましたが，アジア地域での流行があり，輸入感染症としても警戒が必要です。
- 百日咳は，乳児早期に罹患すると重症化しやすくなります。
- 破傷風は，破傷風菌が産生する毒素によって発症します。破傷風菌は土壌中に存在して，傷口から侵入して感染します。けいれん，呼吸筋麻痺によって窒息死に至ります。
- ポリオは弛緩性麻痺を起こす感染症で，わが国では野生株ポリオウイルスによる麻痺患者の発生はなくなっていますが，世界的にはいまだ根絶されていません。夏の流行期には，子どもを中心に「小児まひ」となる危惧があります。

DPT-IPVの接種スケジュール

- 1期初回免疫：20日以上の間隔をおいて3回接種（生後3〜12か月未満が標準的な接種期間）
- 1期追加免疫：初回免疫終了後6か月以上の間隔をおいて1回接種（標準的には初回免疫終了後12〜18か月）
- 2期：DT（ジフテリア破傷風混合トキソイド）ワクチンを11〜13歳未満の者に対して接種

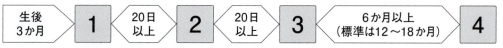

- 定期接種は生後3〜90か月未満
- 1回0.5mLを皮下に接種する
- 2期としてDTワクチンを11〜13歳未満の者に対して0.1mL皮下に接種する（定期接種）。または，百日咳の予防を目的に，DTワクチンの代わりにDPTワクチンを接種する（任意接種）。

※大きい数字は接種回数を，その間の数字は接種間隔を示す。

接種が遅れた場合の対応

　DPT-IPVは，合計で4回の接種が必要であり，接種していないと気がついた時点で早めに接種することが勧められます（生後90か月未満は定期接種，それ以降は任意接種）。ただし年長児では，局所反応や発熱の副反応が出やすくなります。その場合には，DPT-IPVまたはDPTワクチンを，1回の接種量が通常ならば0.5mLのところを，0.2mLに減量して必要回数を接種します。

※DPTワクチンは2018年1月に販売が再開され使用できるようになりました。

IPV，DaPTワクチン，Tdapワクチン

2種類のIPV

不活化ポリオワクチン（IPV）には，セービンとソークの2種類のワクチンがあります。セービン（sIPV）は，野生のポリオウイルス（野生株）を弱毒化してつくられたもので，わが国で初めて開発されました。これに対してソーク（cIPV）は，野生株を細胞培養した強毒株です。cIPVの「c」はconventionalで，従来のポリオ株を示します。ワクチンの種類とIPVの種類を**表1**に示します。

表1 ワクチンとIPVの種類

ワクチンの種類	ワクチン名	IPVの種類
単独IPV	イモバックスポリオ®	ソーク（強毒株）
DPT-IPV	スクエアキッズ®	ソーク（強毒株）
	テトラビック®	セービン（弱毒株）
	クアトロバック®	セービン（弱毒株）

DaPTワクチンって何？

以前の3種混合ワクチンであるDPTは，百日咳が全菌体ワクチン（wP）のDwPTワクチンでした。DwPTは，局所反応や発熱の副反応が強いため，わが国で百日咳の無細胞ワクチン（aP）であるDaPTワクチンが開発され，世界中で導入されました。つまり，DaPT＝DPTとなります。

Tdapワクチンって何？

アルファベットの大文字で示されるのが抗原量が多いもの，小文字で示されるのが抗原量を減量したものです。Tdapワクチンは，破傷風（T）と，局所反応を減らす目的で抗原量を減量したジフテリア（d）と，抗原量を減量した百日咳（ap）を含んだワクチンです。そして，Tdapワクチンは，「ティーダップワクチン」と呼称されています（Tdapワクチンは国内未承認）。

米国では2005年に，Tdapワクチンの使用が認可され，特に百日咳のハイリスクである乳児を守るために，妊婦や医療従事者への接種を推奨しています。

肺炎球菌ワクチン

病気について

- 肺炎球菌は，鼻咽頭に定着する常在菌で，抵抗力の低下で体内に菌が侵入して，髄膜炎，肺炎，敗血症，菌血症，中耳炎を引き起こします。
- 肺炎球菌は90種類以上の血清型があり，特に侵襲性の高いタイプの血清型を使用してワクチンがつくられています。

2種類の肺炎球菌ワクチン

- 肺炎球菌ワクチンには，13価肺炎球菌結合型ワクチン（PCV13）（プレベナー®）と，23価肺炎球菌莢膜多糖体ワクチン（PPSV23）（ニューモバックスNP®）の2種類があります。
- PPSV23はT細胞非依存抗原であるため，免疫系が未熟な2歳未満の乳幼児では十分な抗体産生が得られません。PPSV23は主に，高齢者を対象とするワクチンです。
- PCV13は，ジフテリア毒素を結合させてつくられたワクチンで，これにより強力に肺炎球菌に対する（正確には肺炎球菌体の莢膜に対する）抗体産生が誘導できます。生後2か月から定期接種で使用するワクチンはPCV13です。

PCV13の接種スケジュール

☐ 初回免疫：27日以上の間隔をおいて3回接種（生後2〜7か月未満が標準的な接種期間）
☐ 追加免疫：初回免疫終了後60日以上の間隔をおいて，かつ生後12〜15か月に1回接種

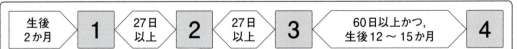

- 定期接種は5歳未満
- 1回0.5mLを皮下に接種する（高齢者は筋肉内に接種する）
- 接種開始が7〜12か月未満では，初回2回，追加1回の合計3回接種
- 接種開始が12〜24か月未満では，60日以上の間隔で2回接種
- 接種開始が24か月〜5歳未満では1回接種

※大きい数字は接種回数を，その間の数字は接種間隔を示す。

不活化ワクチン

接種が遅れた場合の対応

6歳未満はPCV13が使用できます。6～18歳のPCV13未接種者に対して，特に，無脾症，免疫不全症，髄液漏，人工内耳を伴う者に対しては，保護者の同意のもとPCV13を1回接種します。19歳以上で同様の基礎疾患をもつ者に対しては，PCV13を1回接種し，8週以上の間隔をあけてPPSV23を1回接種します[1]。

> **column**　肺炎球菌結合型ワクチンの血清型
>
> 　肺炎球菌結合型ワクチンは，2010年2月に7価ワクチンが発売され，2011年2月より公費助成が開始されました。そして，2013年11月に現在使用されている13価ワクチンが発売，使用されています。また，2016年に10価ワクチンが製造承認されましたが，すでに13価ワクチンが発売されていたため，販売には至りませんでした。肺炎球菌結合型ワクチンの血清型を図1に示します。
>
> 　肺炎球菌結合型ワクチンの発売により，IPD（invasive pneumococcal disease：肺炎球菌による侵襲性感染症）は大幅に減少しましたが，ワクチンに含まれていない血清型によるIPDがいまだ発症しています。
>
>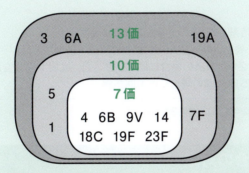
>
> 図1　肺炎球菌結合型ワクチンに含まれる血清型

[文献]

1) 中野貴司：肺炎球菌Q&A59. 予防接種の現場で困らないまるわかりワクチンQ&A, 2版, 日本医事新報社, 東京, 2017, pp244-246.

ヒブ（Hib；インフルエンザ菌b型）ワクチン 不活化ワクチン

病気について

▶ インフルエンザ菌には，菌体の周りを取り巻く莢膜をもつ莢膜型と，もたない非莢膜型があり，莢膜をもつb型であるヒブがもっとも侵襲性が高くなります。

▶ ヒブは，髄膜炎，喉頭蓋炎，肺炎，菌血症，化膿性関節炎の主要な起因菌でした。それが，2008年12月にヒブワクチンが発売され，2013年4月から定期接種となり，ヒブが原因のそれらの感染症は激減しました。

ヒブワクチンの接種スケジュール

☐ 初回免疫：27日（医師が必要と認めるときは20日）以上の間隔をおいて3回接種（生後2〜7か月未満が標準的な接種時期）

☐ 追加免疫：初回免疫終了後7〜13か月までの間隔をおいて1回接種

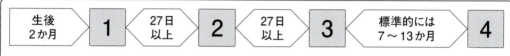

- 定期接種は5歳未満
- 添付の溶剤0.5mLで溶解して，その全量を皮下に接種する
- 初回免疫は，医師が必要と認めた場合には20日の間隔で接種できる
- 接種開始が生後7〜12か月未満の場合には，初回2回，追加1回の合計3回接種
- 接種開始が12か月〜5歳未満の場合には1回接種

※大きい数字は接種回数を，その間の数字は接種間隔を示す。

接種が遅れた場合の対応

　ヒブに対する抗体価は自然に上昇するため，通常，5歳以上はヒブワクチンの接種の必要はありません。ただし，無脾症患者，待機的脾摘手術予定者，HIV感染者（成人を除く），造血幹細胞移植者（全年齢）のヒブ感染症ハイリスクの場合には，5歳以上でも接種が必要となります。

ヒブワクチンってどんなワクチン？

　わが国で使用されているヒブワクチンは，アクトヒブ®（ActHIB）です。アクトヒブ®は，破傷風トキソイドを結合させてつくられたワクチンで，これにより強力にヒブに対する（正確にはヒブ菌体の莢膜に対する）抗体産生が誘導できます。

BCGワクチン　　生ワクチン

病気について

- 結核は，空気感染（飛沫核感染）する感染力の強い感染症です。感染者の免疫力が弱い場合に発症します。
- BCGを接種することで，乳児に対して，結核性髄膜炎や粟粒（ぞくりゅう）結核などの重症結核への高い予防効果が期待できます。
- 現在のBCGワクチン接種方法である経皮管針法は，1967年より日本独自で開発された接種方法です。

BCGワクチンの接種スケジュール

☐ 生後1歳に達するまで1回接種（標準的には生後5〜8か月未満）

| 1歳未満（生後5〜8か月未満） | → | 1 | → | ※「接種が遅れた場合の対応」参照 |

- 溶剤を加えたものを上腕外側のほぼ中央部に滴下塗布し，経皮用接種針（管針）を用いて接種する
- BCGによる重篤な副反応が出現しやすい先天性免疫不全症の患者への接種を避けるために，生後3か月以降の接種が推奨される
- 地域で結核が流行しているなどの事情がある場合には，標準接種期間よりも早期に接種することを検討する

※大きい数字は接種回数を示す。

接種が遅れた場合の対応

　以前BCG接種は，「生後4歳未満」が対象でした。それが，2005年4月から「生後6か月未満」となり，乳児期早期に接種するワクチンの種類が増えるのを受けて，2013年4月から「生後1歳未満」となりました。1歳を過ぎてからは，任意で接種が可能ですが，すでに結核に自然感染している可能性もあり，年長児に対してはツベルクリン反応検査（ツ反）で判定したうえでBCG接種を検討しましょう。

※2005年よりツ反を実施せずに行う「直接接種」を導入

コッホ現象

　結核既感染者にBCGを接種すると，接種後10日以内に強い局所反応が起こり，これをコッホ現象といいます。ただし，管針での注射による影響などの疑似コッホ現象である可能性もあるため，BCG接種後2週間以内にツベルクリン反応検査を行い，結核菌既感染の有無を判定します。

日本脳炎ワクチン

不活化ワクチン

病気について

- 日本脳炎は，発熱，頭痛，嘔吐，意識障害，けいれんを主症状とする重症感染症で，致死率が15〜40％，回復しても重い後遺症を残します。特に，年少児と高齢者は予後不良となります。
- 日本脳炎は，ブタがウイルスを保有し，コガタアカイエカを媒介としてヒトに感染します。ただし，感染しても脳炎を発症するのは，100〜1,000人に1人と不顕性感染が多い疾患です。
- 日本脳炎の媒介蚊であるコガタアカイエカは津軽海峡を越えられないため，北海道では日本脳炎ワクチンは定期接種でありませんでした。しかし，国内での日本脳炎患者の発生が後を絶たず，2016年4月より北海道での定期接種が実施されました。

日本脳炎ワクチンの接種スケジュール

☐ 第1期：定期接種は，生後6〜90か月未満の者（標準的には3歳以上）
- 初回免疫：6日以上の間隔（標準的には6〜28日の間隔）をおいて2回接種
- 追加免疫：初回免疫終了後，6か月以上（標準的にはおおむね1年）の間隔をおいて1回接種

☐ 第2期：定期接種は，9歳以上13歳未満の者（標準的には9歳以上10歳未満）に1回接種

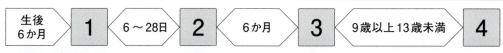

- 標準的には3歳から（生後6か月から接種可能）
- 添付の溶剤0.7mLで溶解して，3歳以上はその0.5mLを，3歳未満はその0.25mLを皮下に接種する
- 2005年から約5年間の積極的勧奨差し控えにより，接種機会を逃した者への措置として，1995年4月2日〜2007年4月1日生まれの者に対しては，特例対象者として20歳未満に4回の定期接種が受けられる

※大きい数字は接種回数を，その間の数字は接種間隔を示す。

生後6か月から接種を開始する場合

生後6か月からの接種を推奨するのは，日本脳炎流行地域に渡航・滞在する小児，最近日本脳炎患者が発生した地域やブタの日本脳炎抗体保有率が高い地域に居住する小児に対してです[1]。3歳未満で接種する場合は，1回の接種量が0.25mLであることが注意点です。

[文 献]
1) 日本小児科学会予防接種・感染症対策委員会：日本脳炎罹患リスクの高い者に対する生後6か月からの日本脳炎ワクチンの推奨について．https://www.jpeds.or.jp/modules/news/index.php?content_id=197（2018年7月現在）

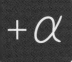

蚊が媒介する感染症

蚊が媒介する感染症の種類と特徴

疾患名	国内の媒介蚊	感染経路	潜伏期	主な症状	蚊生息地
ジカウイルス感染症	ヒトスジシマカ*	ヒト→蚊→ヒト	2〜7日	湿疹，結膜炎，関節痛　胎児が小頭症の危険	秋田県，岩手県以南の全国
デング熱	ヒトスジシマカ*	ヒト→蚊→ヒト	3〜7日	発熱，湿疹，関節痛　二度目の感染で重症化	秋田県，岩手県以南の全国
日本脳炎	コガタアカイエカ	ブタ→蚊→ヒト	1〜2週間	脳炎，意識障害　致死率15〜40%	北海道を除く

＊ジカウイルス感染症およびデング熱の媒介蚊にはネッタイシマカもいるが，国内には生息していない．

予　防

蚊を増やさない工夫	ジカウイルス感染症とデング熱の媒介蚊であるヒトスジシマカは，少しの水たまりにでも産卵して，繁殖します．子どもが生活する場所での蚊の繁殖を減らすには，水たまりをなくすことです．植木鉢やじょうろ，古いタイヤの中，バケツの中，発泡スチロールの中などです（写真1）．古く濁った少しの水たまりにでも蚊は産卵するため，雨が降った後は特に注意が必要です．
蚊に刺されない工夫	蚊に刺されやすい時期や場所での活動の際には，皮膚が露出しない工夫をします．例えば，長袖シャツや長ズボンの着用，裸足でサンダルを履かないことです． また，忌避剤の使用も勧められています．防蚊として有効性が証明されている忌避剤の成分は，ディート（DEET）とイカリジン（ピカリジン）です．ディートは1946年，ジャングル戦での兵士の忌避剤として，米国で開発されました．小児では，ディートは使用制限があります．そこで，年齢制限がなく，子どもでも安心して使用できるイカリジン配合の忌避剤の使用が推奨されます．

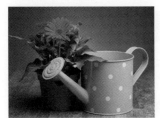

植木鉢とじょうろ

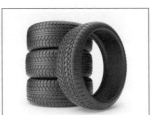

タイヤの中

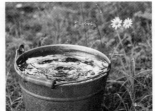

バケツの中

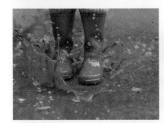

水たまり

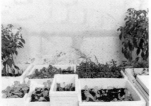

発泡スチロールの中

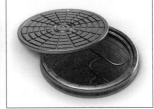

マンホールの中

写真1　ヒトスジシマカの産卵・繁殖場所

〔伊藤舞美：蚊が媒介する感染症．小児看護 40（4）：386-391, 2017．より引用〕

B型肝炎ワクチン　　　不活化ワクチン

病気について

- B型肝炎ウイルスは，ヒトの肝臓に感染して，一過性感染または持続感染を起こします。持続感染をキャリア(状態)といいます。
- B型肝炎ウイルスは感染者(キャリアを含む)の血液以外にも，体液である汗，唾液，尿，便などに存在します。医療関係者のみならず，血液や体液と接触する機会の多い者にはB型肝炎ワクチンの接種が必要です。
- B型肝炎は，性感染症としても伝播します。
- 不活化ワクチンは，ビームゲン®とヘプタバックス®-Ⅱが発売されています。

B型肝炎ワクチンの接種スケジュール

☐ 27日以上の間隔で2回接種した後，1回目の接種から139日以上の間隔をおいて1回接種の合計3回接種

| 標準的に生後2か月から | 1 | 27日 | 2 | 1回目から139日以上 | 3 |

- リスクがある場合には出生直後の接種も考慮
- 定期接種は1歳未満
- 10歳未満は1回0.25mL，10歳以上は1回0.5mLを皮下または筋肉内に接種する

※大きい数字は接種回数を，その間の数字は接種間隔を示す。

接種が遅れた場合の対応

　長期療養のため1歳までの定期接種期間内に接種ができなかった場合には，治癒後2年間は定期接種として接種が可能です(対象年齢の上限なし)。

　また，定期接種のスケジュールどおりに接種ができなくて間隔が空いてしまった場合には，できるだけ早期に接種して，合計3回の接種回数を確保するようにしましょう。

B型肝炎母子感染予防スケジュール

　HBs抗原陽性の母親からの出生児に対する接種は，健康保険適応の対象となります。接種スケジュールは，①生後12時間以内にB型肝炎ワクチンを1回接種し，同時にHBIG(抗HBsヒト免疫グロブリン)を投与します。そして，②1か月後と③6か月後にB型肝炎ワクチンを接種します。さらに，生後9～12か月を目安にHBs抗体を測定して，10mIU/mL未満の場合には，もう1シリーズ(0・1・6か月の3回)B型肝炎ワクチンの接種を行います。

B型肝炎ワクチンに関する保護者への説明用パンフレット

B型肝炎ワクチン

B型肝炎ワクチンは，肝臓がんを予防するワクチン

B型肝炎感染後の経過

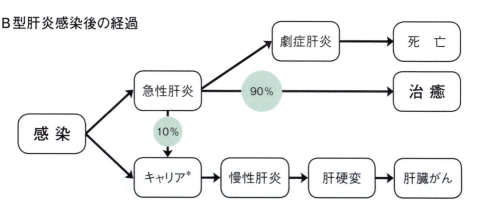

＊キャリア：発症していないが，ウイルスは保有している状態

B型肝炎の感染経路

- 出産時に母親の血液に触れることで赤ちゃんが感染します。
- 輸血など血液および血液成分との直接の接触。
- 唾液や尿，便，汗などの体液を介して感染します。
そのため，父子感染や，保育所などの集団で感染する危険があります。

接種スケジュール（3回接種）

すべての年齢の方に，接種が必要なワクチンです!!

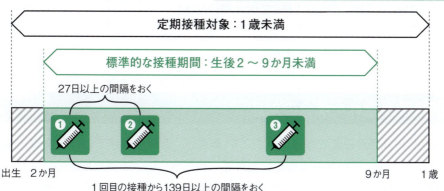

母子感染予防

母親がB型肝炎抗原陽性の場合，B型肝炎ワクチンや免疫グロブリンの注射が健康保険適応になっています。

病院名：＿＿＿＿＿＿＿＿＿＿＿＿

予防接種編

ロタウイルスワクチン

病気について

- ロタウイルス胃腸炎は，突然の嘔吐，発熱に続き，水様性の下痢を認め，回復までには1週間を要します。また，脱水症になることもあり，けいれんや脳症などを合併することもあります。
- 5歳までにほとんどすべての乳幼児が感染して，初感染がもっとも重症となり，その後感染を繰り返すごとに軽症化していきます。
- 感染者の下痢便1g中には10^{10}〜10^{11}個のウイルスが含まれており，ウイルス粒子10〜100個で感染が成立する，感染力の強い疾患です。
- 以前は，ロタウイルス胃腸炎の流行シーズンは冬季でしたが，ここ数年（2018年現在）は，3〜5月に流行のピークを迎えています。

ロタウイルスワクチンの接種スケジュール

- □ 1価ロタウイルスワクチン（RV1）：4週以上の間隔をおいて，24週0日までに2回接種。1回に1.5mLを経口で接種。初回接種は生後14週6日までに行うことが推奨
- □ 5価ロタウイスルワクチン（RV5）：4週以上の間隔をおいて，32週0日までに3回接種。1回に2mLを経口で接種。初回接種は生後14週6日までに行うことが推奨

| 生後2か月からが推奨
（初回は14週6日までが推奨） | 1 | 4週 | 2 | 4週 | 3 | RV1は24週まで2回接種
RV5は32週まで3回接種 |

- RV1は1回に1.5mL，RV5は1回に2.0mL経口接種する
- 生後6週から接種可能だが，ほかのワクチンの接種時期が遅れるため，生後2か月からが推奨

※大きい数字は接種回数を，その間の数字は接種間隔を示す。

初回接種が遅れた場合の対応

初回接種は14週6日までが推奨されていますが，これを過ぎても添付文書上は接種が可能です。ただし，週数が高くなるにつれて，自然発生による腸重積症のリスクが増すことを説明しなければなりません。加えて，初回接種の時期にかかわらず，接種後の腸重積症の症状（嘔吐，血便，不機嫌）への注意喚起は必要です。特に乳児早期は，腸重積症に特徴的な症状に乏しいため，いつもと様子が違うならば必ず受診を促しましょう。

生ワクチン

2種類のロタウイルスワクチンの特徴

	RV1（ロタリックス®）	RV5（ロタテック®）
親ウイルス株	ヒトロタウイルス	ウシロタウイルス
ワクチンの構成	単価	5価
含有する遺伝子型	G1P[8]	G1，G2，G3，G4，P[8]
接種回数	2回	3回
1回接種量	1.5mL（海外では1mL）	2mL

接種後に嘔吐した場合の対応は？

RV1（ロタリックス®）

赤ちゃんの口から多少の量がこぼれても，飲み込みが確認できれば再接種の必要はありません。万が一，接種後に胃の内容物も含めて多量の吐き出しがあった場合には，接種医の判断で再接種が可能です。

RV5（ロタテック®）

接種中または接種後に吐き出した場合でも，再接種の必要はありません。臨床試験において，吐き出して再接種しない方法でも有効性が確認されています。

2回目の接種に違う種類のワクチンを接種したときは？

添付文書上は，臨床試験を実施していないことから2つのワクチンの互換性に関する安全性，免疫原性，有効性のデータはないとされます。ただし，ACIP（米国予防接種諮問委員会）のガイドラインでは，「一連の接種中のいずれかの接種が5価ロタウイルスワクチンである，または不明の場合には，ロタウイルスワクチンを3回接種すべきである。すべての接種は，生後8か月0日までに行うべきである」としています。そこで，万が一，2回目を取り違えて接種した場合には，免疫を賦与することを優先して，「5価－1価－1価」「1価－5価－5価」など，3回の接種を完了することが望まれます。ただし，3回目の接種が1価の場合には24週0日，5価の場合には32週0日までに接種を完了します[1]。

［文 献］

1) 岡部信彦，多屋馨子：ロタウイルス感染症．予防接種に関するQ&A集2017（平成29年），日本ワクチン産業協会，東京，2017，pp251-264.

MR（麻しん風しん混合）ワクチン　　生ワクチン

病気について

麻疹
- 麻疹は「命さだめ」といわれた重篤な疾患であり，世界ではいまだ「ワクチンで予防できるのに子どもが死ぬ病気」の上位に位置します。
- 白血病や臓器移植後の患者，副腎皮質ステロイドや免疫抑制薬を使用中の者は，麻疹に罹患すると重症化して，死亡することもあります。
- 亜急性硬化性全脳炎（SSPE）は，麻疹に罹患してから数年以上経過してから発症する疾患（遠隔期合併症）で，身体の麻痺が徐々に進行して歩行困難になります。SSPEは，治療方法がなく予後不良であり，発症頻度は麻疹患者数万人に1人です。

風疹
- 風疹は「3日はしか」ともいわれますが，発熱や発疹の程度は比較的軽症です。
- 風疹が問題なのは，妊娠初期の妊婦が風疹ウイルスに感染すると，経胎盤的に胎児に感染して先天性風疹症候群（CRS）*が高い確率で発症することです。
  *CRS：難聴，先天性心疾患，白内障および網膜症など

その他
- 輸血または免疫グロブリン製剤の投与を受けた者は通常3か月，または，川崎病などで免疫グロブリン大量投与（200mg/kg以上）を受けた者は6か月以上の間隔を空けて，MRワクチンを接種します。

MRワクチンの接種スケジュール

☐ 第1期：1歳（生後12〜24か月未満の者）に1回接種
☐ 第2期：5歳以上7歳未満で小学校就学前1年間（4月1日〜3月31日）に1回接種

| 1歳（生後12〜24か月未満の者） | **1** | 5歳以上7歳未満で小学校就学前1年間（4月1日〜3月31日） | **2** |

- 添付の溶剤0.7mLで溶解して，そのうち0.5mLを皮下に接種する
- 2回の接種が推奨されており，自治体によっては20歳まで公費助成が受けられる

※大きい数字は接種回数を示す。

生後12か月以前に接種する場合

麻疹が流行した場合には，生後6か月〜1歳未満の乳児へのMRワクチンの接種は，任意接種として可能です。ただし，0歳での接種は，母体由来の移行抗体の残存から十分に免疫が獲得できないことがあります。0歳で緊急避難的に接種を受けたとしても，1歳に1回目，小学校入学前の1年間に2回目の定期接種は受けるように説明しましょう。

※病気は「麻疹」「風疹」と表記し，ワクチンは「麻しん」「風しん」と表記しています。

水痘ワクチン

生ワクチン

病気について

- 水痘，いわゆる「みずぼうそう」は，空気感染する感染力の強い感染症です。症状は，発熱と特徴的な皮疹です。皮疹は，紅斑，丘疹，水疱形成，膿疱，痂皮と移行して，全経過約1週間です。
- 水痘の合併症には，皮膚への細菌二次感染があり，黄色ブドウ球菌や溶血性連鎖球菌が起炎菌となります。特に，症状が急速に進行して悪化する劇症型溶連菌感染症を合併することがまれにあり，この場合は予後不良となります。
- 急性白血病，悪性腫瘍，免疫不全，免疫抑制薬を使用中で免疫機能が低下した者が水痘に罹患すると，重篤になります。
- 妊娠20週までの妊婦が水痘に罹患した場合，数パーセントの頻度で，子どもが先天性水痘症候群（CVS）*として出生するリスクがあります。

*CVS：低出生体重児，四肢低形成，皮膚瘢痕，局所的な筋萎縮，脳炎，脈絡網膜炎，小頭症など

水痘ワクチンの接種スケジュール

□ 生後12～36か月未満の水痘既往歴のない者に対して，2回接種
1回目の接種は標準として生後12～15か月未満に行い，2回目の接種は3か月以上空けて（標準として6～12か月）行います

| 生後12か月 | 1 | 3か月（標準として6～12か月） | 2 |

- 添付の溶剤0.7mLで溶解して，その0.5mLを皮下に接種する
- 2014年10月より定期接種（生後12～36か月未満）
- 2016年3月より，水痘ワクチンは，50歳以上を対象に帯状疱疹予防としても使用可能

※大きい数字は接種回数を，その間の数字は接種間隔を示す。

接種が遅れた場合の対応

定期接種対象外の3歳以上の者に対しても，水痘既往歴のない場合には，2回の水痘ワクチンの接種が推奨されます。

また，水痘あるいは帯状疱疹患者と接触した場合には，72時間以内に水痘ワクチンを緊急に接種すれば，発症の阻止あるいは軽症化が期待できます（p112「曝露後免疫」参照）。

おたふくかぜワクチン

生ワクチン

病気について

- おたふくかぜは，「ムンプス」あるいは「流行性耳下腺炎」ともよばれ，ムンプスウイルスによって起こる全身感染症です。
- 唾液腺（耳下腺，顎下腺，舌下腺）の腫脹と痛みが主症状で，しばしば発熱を伴います。
- おたふくかぜは，1〜2週間の自然経過で治癒しますが，問題になるのは，髄膜炎，難聴，精巣炎，卵巣炎などのさまざまな合併症があることです。
- 日本耳鼻咽喉科学会は，「2015-2016年にかけて発症したムンプス難聴の大規模全国調査」*を行い，その結果，2年間で少なくとも348人が難聴となり，300人近くの者に後遺症（両耳難聴は16例）があることが明らかになりました。

* http://www.jibika.or.jp/members/jynews/info_mumps.pdf

おたふくかぜワクチンの接種スケジュール

☐ 1歳で1回目，小学校就学前1年間に2回目の，2回接種が推奨（日本小児科学会）

| 生後12〜24か月 | 1 | 5歳以上7歳未満で小学校就学前1年間 | 2 |

- 添付の溶剤0.7mLで溶解して，その0.5mLを皮下に接種する

※大きい数字は接種回数を示す。

接種が遅れた場合の対応

思春期以降に初めてムンプスウイルスに罹患すると，高い確率で精巣炎や卵巣炎が合併します。上記の日本小児科学会が推奨する接種期間を過ぎた者でも，おたふくかぜワクチンの2回接種が推奨されます。また，おたふくかぜワクチン接種後に，耳下腺の腫脹や髄膜炎発症の副反応が起こる可能性があるため，接種前の説明が必要です。

MMR（麻しん・おたふくかぜ・風しん混合）ワクチンについて

1989年4月〜1993年4月までは，MMRワクチンが国内で定期接種として使用されており，その期間中は，おたふくかぜの患者数は減少していました。しかし，MMRワクチンによる無菌性髄膜炎が問題視されて，MMRワクチンが中止に至り，その後はおたふくかぜの罹患者が増加しました。

インフルエンザワクチン（小児）　不活化ワクチン

病気について

▶ インフルエンザは，初冬から春先にかけて毎年流行し，多くは自然経過で治癒する感染症です。合併症には，肺炎，脳症，ライ症候群，心筋炎，中耳炎があります。

▶ インフルエンザは飛沫感染であり，幼稚園や小学校の同じクラスなど比較的小さな集団で感染が蔓延します。

▶ A型インフルエンザの流行株であるH1N1亜型（ソ連型）は，2009年のパンデミックインフルエンザ（H1N1pdm09）の流行以降は，世界中で分離されなくなりました。

▶ 2015/2016シーズンより，インフルエンザワクチンは，それまでの3価ワクチン（A型2種，B型1種）から，①H1N1pdm09，②A/H3N2亜型，③B型（山形系統），④B型（ビクトリア系統）の4価ワクチンに変更になりました。

インフルエンザワクチンの接種スケジュール

□ 生後6か月以上3歳未満：0.25mLを，およそ2～4週間の間隔で2回接種
□ 3歳以上13歳未満：0.5mLを，およそ2～4週間の間隔で2回接種
□ 13歳以上：0.5mLを，1回接種（1～4週間の間隔で2回接種でも可）

生後6か月以上 ▷ 1 ▷ 2～4週間（13歳以上は1～4週間）▷ 2

- 1回の接種量が3歳未満は0.25mL，3歳以上が0.5mLを皮下に接種する
- 毎年10～12月中旬が適切な接種時期。ワクチンが効果を維持する期間は，接種後2週間～5か月
- インフルエンザワクチンは，高齢者は定期接種，小児は任意接種である

※大きい数字は接種回数を，その間の数字は接種間隔を示す。

接種が遅れた場合の対応

　インフルエンザワクチンが効果を維持する期間は，接種後2週間～5か月程度とされていますが，5か月を経過すると免疫がまったくなくなるわけではありません。また，インフルエンザの流行が5月ころまで継続するシーズンもあることから，年を越して1月になっても，保護者の希望があれば，周りの流行状況を加味してワクチン接種を検討すべきでしょう。

妊婦への接種

　かつて，インフルエンザワクチンは妊婦への接種ができませんでした。現在，予防接種の有益性が危険性を上回ると判断されるときには，接種が可能となっています。

A型肝炎ワクチン　　　不活化ワクチン

病気について

- A型肝炎は，ウイルスに汚染された水や食物を摂取することで感染します。国内では，先の大戦の直後までは大きな流行がありましたが，生活環境の改善に伴い患者数は減少しています。ただし，A型肝炎患者報告数が4年周期で300〜400人に達しており，予防対策が必要となっています。
- 海外では，欧米，オーストラリアなどの一部の地域を除いて流行がみられるため，A型肝炎ワクチンは，渡航ワクチンとして重要です。
- A型肝炎ワクチン（エイムゲン®）は以前，16歳以上が接種適応でしたが，2013年3月より小児への適応が追加されました。

A型肝炎ワクチンの接種スケジュール

☐ 初回免疫：2〜4週間隔で2回，筋肉内または皮下に接種
☐ 追加免疫：初回接種後24週を経過した後に1回接種
☐ 免疫の賦与を急ぐ場合には，2週間隔で2回接種（抗体価を維持するために3回目の接種を推奨）

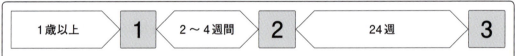

- 全年齢で接種可能だが1歳以上を推奨（WHO）
- 全年齢で1回0.5mLを接種
- エイムゲン®の場合，添付の溶剤0.65mLで溶解して，1回0.5mLを皮下または筋肉内に接種する
- 渡航までの期間が短く，免疫の賦与を急ぐ場合には，2週間隔で2回接種も可能

※大きい数字は接種回数を，その間の数字は接種間隔を示す。

国内で3回の接種が完了しない場合

　A型肝炎ウイルスの遺伝子型は6種類ありますが，血清型は1種類です。国内で国産A型肝炎ワクチン（エイムゲン®）を2回接種した後に，渡航先で海外産A型肝炎ワクチン*を追加接種しても互換性があるとされます。このように海外で3回目の接種をするか，もしくは，一時帰国した際に国産のワクチンを接種するか，いずれにしても合計3回の接種機会を設けることで有効な抗体価を維持することができます。

＊海外では複数のA型肝炎ワクチンが発売されています。また，A型肝炎とB型肝炎の混合ワクチン，A型肝炎と腸チフスが混合されたワクチンがあります。これら海外産のワクチンは，国内で未承認のワクチンです。

狂犬病ワクチン

不活化ワクチン

病気について

- 狂犬病は，狂犬病ウイルスに感染しているイヌなどの動物に咬まれることによって感染し，発症した場合には，ほぼ100%死亡する予後不良の感染症です。
- 1950年の狂犬病予防法制定以降，狂犬病患者数は激減しており，1957年を最後に国内での発症はなくなりました。
- 海外では，アジアとアフリカを中心に毎年数万人が狂犬病で死亡しています。海外での感染源となる動物は，イヌに限らず，キツネ，コウモリ，アライグマ，ネコなどです。
- 狂犬病ワクチンは渡航ワクチンとして重要です。また，海外へ渡航した際には，**無防備に動物に触れないことも**大切です。

狂犬病ワクチンの接種スケジュール

☐ 曝露前免疫：4週間隔で2回接種し，さらに6〜12か月後に3回目を皮下に接種
☐ 曝露後免疫（受傷後の発症防止）：初回接種日を0日として，0・3・7・14・30・90日の合計6回皮下に接種

| 1歳以上 | → | 1 | → 4週間 → | 2 | → 6〜12か月 → | 3 |

- 1歳以上の接種を推奨
- 添付の溶剤全量で溶解し，その1 mLを皮下に接種
- 曝露後免疫（受傷後の発症防止）：0・3・7・14・30・90日の合計6回接種
- 渡航までの期間が短く，免疫の賦与を急ぐ場合には，2回だけでも接種をすすめる

※大きい数字は接種回数を，その間の数字は接種間隔を示す。

海外で狂犬病が疑われる動物に咬まれたら

動物からの咬傷部位を，石けんを使用して流水で最低15分間洗い流します。そして，できるだけ早く医療機関を受診して，狂犬病ワクチンの接種（場合によっては，同時に狂犬病免疫グロブリンの投与）を行います。その後，曝露後免疫の接種間隔どおりに接種します（p112「曝露後免疫」参照）。

海外で乳児が曝露を受けたら

狂犬病ワクチンは，通常1歳以上に接種を行いますが，乳児が曝露を受けた場合にはその限りではありません。0歳であっても，曝露後免疫の接種間隔どおりに狂犬病ワクチンを接種することが推奨されます。

髄膜炎菌ワクチン

病気について

- サハラ砂漠以南にあたるアフリカの髄膜炎菌ベルトとよばれる地域では，髄膜炎菌感染症が高度に流行しており，加えて，英国，米国などの先進国でも発生があります。
- 髄膜炎菌は13種類の血清群が同定されており，ヒトの感染症のほとんどは，A・B・C・Y・Wの5つの血清群となっています。
- 髄膜炎菌ワクチンであるメナクトラ®（写真1）は，血清群A・C・Y・Wを含む4価結合体ワクチンです。2014年7月に承認され，2015年5月に発売されました。
- 接種対象者は，国内の臨床試験の対象者である，2〜56歳未満ですが，ハイリスク者には生後9か月からの接種が推奨されています（表1）。
- 髄膜炎菌ワクチンは，渡航ワクチンとして重要です。流行する地域への渡航者，留学先の寮などで集団生活をする者，長期渡航者には接種が推奨されます。

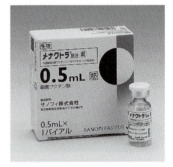

写真1　メナクトラ®（サノフィ株式会社）

表1　髄膜炎菌ワクチン推奨接種対象者

① 髄膜炎菌感染症流行地へ渡航する2歳以上の者
② 生後9か月以上のハイリスク患者（補体欠損症，無脾症もしくは脾臓機能不全，HIV感染者）
③ 生後9か月以上のソリリス®治療患者（発作性夜間ヘモグロビン尿症，非典型溶血性尿毒症症候群）
④ 学校の寮などで集団生活を送る者

〔日本小児科学会予防接種・感染症対策委員会：任意接種ワクチンの小児（15歳未満）への接種．2017年9月改訂．より引用〕

4価髄膜炎菌ワクチンの接種スケジュール推奨接種対象者

□ 2歳以上に，1回接種。1回0.5mLを筋肉内に接種する

| 2歳以上 | 1 | 56歳未満 |

- 1回0.5mLを筋肉内接種

※大きい数字は接種回数示す。

不活化ワクチン

髄膜炎菌って？

髄膜炎の原因菌というと，ヒブ（インフルエンザ菌b型）や肺炎球菌を思い浮かべる人が多いでしょう。これらの原因菌とは別に，グラム陰性双球菌である髄膜炎菌が原因菌になることがあります。髄膜炎菌は低頻度ながらヒトの鼻咽頭に存在して，飛沫感染でヒトーヒト感染します。国内でも10代後半に患者発生が多く，寮生活や運動部など濃厚接触環境下で感染が伝播しやすくなっています。

各国の髄膜炎菌ワクチンの定期接種

わが国では髄膜炎菌ワクチンは任意接種（2018年7月現在）ですが，世界では定期接種となっている国が多くあります（表2，図1）。

表2　各国の髄膜炎菌ワクチンの定期接種（ドイツ・オランダ以外は複数回接種）

	米国	カナダ	ドイツ	英国	フランス	イタリア	オランダ
定期接種対象年齢	11歳以上 16歳以上	12か月 14〜16歳	11〜23か月	12週 14歳 18〜25歳	5か月 12か月	11〜18か月 13〜15か月	14か月

〔WHO：WHO vaccine-preventable diseases: monitoring system. 2018 global summary. http://apps.who.int/immunization_monitoring/globalsummary（2018年6月7日最終アクセス）をもとに作成〕

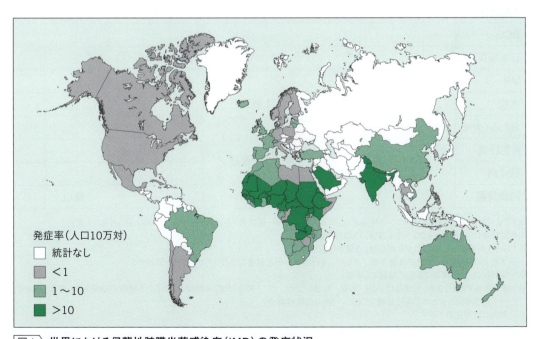

図1　世界における侵襲性髄膜炎菌感染症（IMD）の発症状況

〔サノフィ株式会社：世界でのIMD発症状況．よくわかる髄膜炎菌，2017．http://www.imd-vaccine.jp/passenger/world.html （2018年6月7日最終アクセス）より引用〕

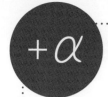

子どもの渡航への対応

渡航先の感染症情報

渡航先で，どのような感染症が流行しているのかについて情報を入手することは重要です。詳しい情報は，厚生労働省検疫所「FORTH」ホームページ[1]で確認できます。

渡航前の予防接種

まずは，月齢や年齢で接種可能な定期接種ワクチンは，もれなく接種することが大前提です。同時に，ロタウイルスやおたふくかぜの任意接種のワクチン（2018年7月現在）も接種しましょう。そして，A型肝炎，狂犬病，髄膜炎菌や，地域によっては黄熱のワクチン接種も必要となります。また，アジア圏への旅行であるならば，生後6か月から日本脳炎ワクチンの接種を勧めます（**表1**）。

表1 ワクチンスケジュール（渡航用）

種類／月齢	2	3	4	5	6	7	8	9～	12	13	14	15	16～	24
ヒブ	①	②	③							④				
PCV（肺炎球菌）	①	②	③							④				
B型肝炎	①	②				③								
ロタ	①	②	((③))											
4種混合		①	②	③						④				
BCG				①										
日本脳炎					①	②						①		
MR									①					
水痘						1歳以上			①					
おたふくかぜ									①					
A型肝炎						1歳以上で推奨					①	②		
狂犬病											①	②		
髄膜炎菌											2歳以上			①

※PCV：肺炎球菌結合型ワクチン，4種混合：ジフテリア・百日咳・破傷風・不活化ポリオ混合，MR：麻しん風しん混合
※B型肝炎は，1回目から20～24週後に3回目を接種
※ロタウイルスワクチンは1価が2回接種，5価が3回接種
※日本脳炎は3か月からが標準接種年齢であるが，流行地域への渡航者には6か月から接種を開始する
※A型肝炎は，2週間隔で2回の接種でも可能
※1歳で接種できるワクチンは6種類（MR，水痘，おたふくかぜ，ヒブ，肺炎球菌，4種混合）ある。6種類を同時接種も可能であるが，2～3種類を組み合わせて同時接種してもよい（表の点線枠部分）
※丸数字は接種回数を示す

子どもが渡航先で病気になったら

子どもが渡航先で病気になったときは，以下の順番で対応しましょう。
①セルフトリートメント（いわゆるホームケア）
②持参薬の使用，または，地元の薬局で購入
③ER（救急室），空港クリニック，ウォークイン・クリニックの受診

まずは，水分摂取や休息，安静を心がけましょう。それでもよくならない場合には，持参薬を使用します。持参薬は，解熱薬，かぜ薬，整腸剤があるとよいでしょう。それでもよくならない場合には，躊躇せずにER，空港クリニック，ウォークイン・クリニック（米国やカナダで増加している外来クリニック）を受診します。受診先は，「日本語が通じるクリニック」にこだわる必要はありません。ホテルのフロントや，現地の職場や留学先の上司など，信頼できるところに相談しましょう。

航空中耳炎に気をつけよう

子どもは，飛行機に乗った際の気圧の変化で中耳炎になることがあります。そして，大人のように「耳抜き」をして中耳の気圧を元に戻すことができないため，機嫌が悪くなります。飛行機が着陸して落ち着いたら，なるべく早めに飲み物（赤ちゃんならば母乳かミルク）を飲ませましょう。

テロに遭遇することも考えよう

渡航先でテロの被害に遭わないためには，以下の2点が重要です。
①テロの被害に遭わないための事前対策
②被害を最小限にとどめるための対策

事前対策は，外務省のホームページなどで，渡航先の情報を収集しましょう。そして，安全対策が取られているホテルを選択して，危険な場所には近づかないことです。

もしテロに遭遇してしまったならば，不用意に動かずにうつ伏せになります。自分と子どもを守るポーズ（p80「クリニックの災害対策」参照）をとりましょう。トラップが仕掛けられて，みんなが一斉に逃げる方向がかえって危険なこともあります。パニックにならずに，落ち着いて状況判断をしましょう。

[文献]
1) 厚生労働省検疫所「FORTH」（海外で健康に過ごすために）ホームページ：海外渡航のためのワクチン. http://www.forth.go.jp/useful/vaccination.html

ヒトパピローマウイルス(HPV)ワクチン

病気について

▶ ヒトパピローマウイルス(HPV) は，100種類以上の型に分類され，16型や18型は子宮頸がんなど悪性腫瘍，6型や11型は尖圭コンジローマなど良性腫瘍の原因となります。

▶ HPVワクチンには，2価ワクチン（サーバリックス®，HPV16/18，GSK）と，4価ワクチン（ガーダシル®，HPV6/11/16/18，MSD）の2種類のワクチンが使用されています。世界的には，9価ワクチン(HPV6/11/16/18/31/33/45/52/58)が使用されるようになっていますが，国内ではPMDA（医薬品医療機器総合機構）の承認待ちです（2018年7月現在）。

▶ HPVワクチン接種後に生じたと報告された持続的な激しい疼痛や運動障害について，現在詳細な調査がなされています。そのため，接種の積極的な勧奨については一時延期となっています（2018年7月現在）。ただし，定期接種そのものを中止していないため，対象者のうち希望者に対しては，HPVワクチンを接種することは可能です。

▶ HPVワクチンを接種しても，すべての発がん性HPVの感染を予防できません。定期的な子宮がん検診も必要です。

HPVワクチンの接種スケジュール

□ 2価ワクチン（サーバリックス®，HPV16/18，GSK）
　0・1・6か月で3回接種。10歳以上が対象
□ 4価ワクチン（ガーダシル®，HPV6/11/16/18，MSD）
　0・2・6か月で3回接種。9歳以上が対象

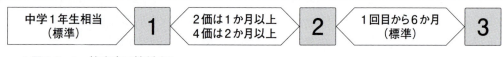

- 1回0.5mL，筋肉内に接種する
- 定期接種は小学校6年生から高校1年生相当年齢の者

※大きい数字は接種回数を，その間の数字は接種間隔を示す。

接種が遅れた場合の対応

　HPVワクチンは3回接種することで，より確実な予防効果が得られます。2回目・3回目の接種が遅れた場合には，気がついた時点で接種を再開しましょう。

不活化ワクチン

2価ワクチンと4価ワクチンの違い

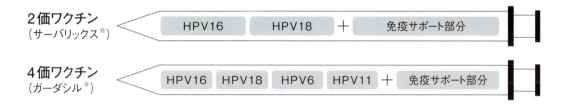

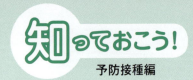

予防接種間違いの防止

不活化ワクチンの追加接種の時期

　1歳以降に接種する不活化ワクチンの追加接種の時期は，それぞれのワクチンで異なります。特に，ヒブワクチンは3回目の接種から7か月間隔を空ける必要があり，注意が必要です。

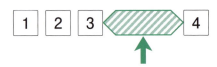

4種混合	初回終了後6か月以上（標準として12〜18か月齢）
ヒブ	初回終了後7か月以上（標準として7〜13か月間以上）
不活化ポリオ	初回終了後6か月以上（標準として12〜18か月齢）
PCV13	初回終了後60日以上かつ12か月齢から（標準として12〜15か月齢）

間違いやすい同一ワクチンの接種量と接種方法

　同じワクチンでも年齢によって接種量・方法が違う場合があります。

DT 2期	1回に0.1mL
日本脳炎	3歳未満は1回に0.25mL，3歳以上は0.5mL
インフルエンザ	3歳未満は1回に0.25mL，3歳以上は0.5mL
ロタ	1価ワクチンは1回に1.5mL，5価ワクチンは1回に2.0mL
B型肝炎	10歳未満は1回に0.25mL，10歳以上は1回に0.5mL
A型肝炎	添付の溶剤0.65mLで溶解して1回に0.5mL ※B型肝炎ワクチンは年齢によって接種量が異なるが，A型肝炎ワクチンは同一量である
BCG	管針を用いて2か所に圧刺（経皮接種）
狂犬病	1回に1.0mL
ヒトパピローマ	筋肉内接種
髄膜炎菌	筋肉内接種

間違い事例を知ろう！

具体的な間違い事例を知って，間違い防止に役立てましょう。

項　目	具体的事例
ワクチンの種類の間違い	●きょうだいを取り違えて接種した ●「2種混合」といわれ，MRワクチンのところDTワクチンを接種した
接種年齢の間違い	●1価ロタウイルスワクチンを生後25週以降の子どもに接種した（正しくは24週0日まで）
接種量の間違い	●2歳の子どもに日本脳炎ワクチンを0.5mL接種した（正しくは0.25mL） ●11歳の子どもにDTワクチンを0.5mL接種した（正しくは0.1mL）
接種間隔の間違い	●生ワクチン接種1週間後にほかのワクチンを接種した（正しくは27日以上空けて）
接種回数の間違い	●PCV13を5回接種した（正しくは4回。母子健康手帳を持参せず確認ができなかった）
接種方法の間違い	●筋肉内接種のワクチンを皮下接種した ●BCGを皮下接種した（正しくは管針を用いて経皮接種）
接種器具の間違い	●使用済みの注射器をきょうだいに再使用してしまった
保管方法の間違い	●保冷庫のドアが開いているのを気づかず，温度上昇したワクチンを接種した

予防接種の間違いが起こった場合には…

　誤接種（予防接種の間違い）後の対応は，「報告すること」「謝罪すること」「説明すること」「経過をみること」になります。

　「報告すること」で重要なのは，誤接種を行った医師，看護師は速やかに上席者（クリニックならば院長と看護師長）に誤接種の内容を報告します。次に，「謝罪すること」ですが，基本的に上席者が「子どもや保護者を不安・不快にした状況をつくってしまったこと」に対して直ちに謝罪して，その内容をカルテに記載します。そして，「説明すること」の内容は，①誤接種が起こった理由，②有効性・安全性に問題が生じるかどうか，③健康被害の可能性，④今後の対応，となります。最後に「経過をみること」ですが，全身状態と局所反応の観察は，不活化ワクチンならば1週間程度，生ワクチンならば1か月程度となります。

　また，上記のクリニックでの対応のほかに，誤接種の内容を市区町村に報告して，再接種の可否，抗体検査の可否，保護者への対応などを協議する必要があります。

　実際には，誤接種が健康被害に結びつくことはほとんどありませんが，子どもや保護者が不安にならないような真摯な対応が求められるでしょう。

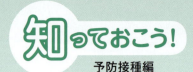

曝露後免疫

予防接種編

　曝露後免疫とは，患者と接触したり，受傷したりしたことにより，病原体に曝露した場合に当該ワクチンを接種することにより，感染症の発症を予防できることです。

表1　曝露後免疫

疾患	ワクチン接種	免疫グロブリン製剤投与
狂犬病	曝露前免疫が未接種の場合，0日，3日，7日，14日，30日，90日の合計6回皮下に接種[a]	0日に投与 ※狂犬病免疫グロブリンは国内未承認
麻疹[b]	感染源との接触後72時間以内であれば，効果が期待できる可能性あり	感染源との接触後6日以内であれば，発症予防や軽症化が期待できる可能性あり
水痘	感染源との接触後72時間以内であれば，効果が期待できる可能性あり[b]	感染源との接触後早期（96時間以内が目安）であれば，発症予防や軽症化が期待できる可能性あり ※水痘高力価免疫グロブリンは国内未承認
風疹	曝露後免疫の有効性は明らかでない[b] 今後の免疫を考慮すれば接種するメリットあり	曝露後免疫の有効性は明らかでない[b]
おたふくかぜ（流行性耳下腺炎）	曝露後免疫の有効性は明らかでない[b] 今後の免疫を考慮すれば接種するメリットあり	曝露後免疫の有効性は明らかでない[b]
B型肝炎	針刺し事故をはじめとする血液や体液の曝露時に，受傷後早期にワクチンを接種する0日，1か月後，3～6か月後の合計3回接種	抗HBsヒト免疫グロブリン投与
	※HBs抗原陽性かつHBe抗原陽性の血液による汚染事故後のB型肝炎発症予防（抗HBsヒト免疫グロブリンとの併用）については，健康保険適応	
A型肝炎	国内でのワクチン接種による曝露後免疫の指針は示されていないが，海外ではワクチン接種が有効とされる	―

破傷風[c]

受傷後の破傷風発症予防のための管理指針

破傷風トキソイドの接種歴	破傷風低リスク創		破傷風高リスク創	
	トキソイド	TIG[*1]	トキソイド	TIG
不明または3回未満	○	×	○	○
3回以上	×[*2]	×	×[*3]	×

○印は接種が有効なことを示す。
*1　TIG（tetanus immune globulin）：抗破傷風ヒト免疫グロブリン
*2　最後の接種から10年以上の場合は○
*3　最後の接種から5年以上の場合は○

（中野貴司・編著：曝露後免疫．予防接種コンシェルジュ；現場で役立つワクチン接種の実践法，中山書店，東京，2015，pp154-158．を参考に作成．a　日本渡航医学会：海外渡航者のためのワクチンガイドライン2010．協和企画，東京，2010．／Rupprecht CE, Shlim DR：Rabies. In：Brunette GW, ed, CDC Health Information for International Travel 2012. The Yellow Book, CDC, Atlanta, 2012, pp272-278. b　中野貴司：医療環境とワクチン予防可能疾患．感染対策ICTジャーナル　4(1)：15-20, 2009. c　Novak RT, Thomas CG：Tetanus. The Yellow Book 2012, CDC, Atlanta, 2012. http://wwwnc.cdc.gov/travel/page/yellowbook-2012-home.htm）

表2 医療関係者用ワクチン接種判断基準の目安

麻疹	中和法で8倍未満，あるいは，PA法で256倍未満，あるいは，EIA-IgG 16.0未満
風疹	HI抗体価32倍未満，あるいは，EIA-IgG 8.0未満
水痘	IAHA抗体価4倍未満，あるいは，EIA-IgG 4.0未満（陰性者とEIA-IgG抗体価±の者），あるいは，水痘抗原皮内テスト陰性者（5mm未満）
おたふくかぜ（流行性耳下腺炎）	EIA-IgG 4.0未満（陰性者とEIA-IgG抗体価±の者）

（日本環境感染学会ワクチンに関するガイドライン改訂委員会：麻疹，風疹，流行性耳下腺炎，水痘ワクチン．医療関係者のためのワクチンガイドライン，第2版，2014，ppS5-10．を改変）

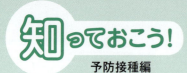

ワクチンスケジュール一覧

ワクチン	接種回数	接種間隔	標準的な接種年齢	対象年齢	接種量	接種方法
ヒ ブ*1	初回3回 追加1回	27日以上 初回終了から7か月	生後2か月 初回終了から7〜13か月	2か月〜5歳未満	0.5mL	皮下
PCV13*2	初回3回 追加1回	27日以上 60日以上かつ12か月以降	生後2か月 12〜15か月	2か月〜6歳未満 (定期は5歳未満)	0.5mL	皮下
4種混合 (DPT-IPV, DT)	1期初回3回 1期追加1回	20日以上 初回終了から6か月	生後3か月 12〜18か月	3〜90か月未満	0.5mL	皮下
	DT 1回	―	11〜13歳未満	11〜13歳未満	0.1mL	皮下
BCG	1回	―	5〜8か月未満	1歳未満	滴下	経皮
麻しん風しん混合 (MR)	1期1回 2期1回	―	12〜24か月未満 就学前1年間	1歳以上	0.5mL	皮下
水 痘	2回	1回目:1歳から 2回目:1回目から3か月以降	1回目:12〜15か月 2回目:1回目から6〜12か月	1歳以上	0.5mL	皮下
日本脳炎	1期初回2回 1期追加1回	6日以上 6か月以上	3歳 4歳	6〜90か月未満	≧3歳 0.5mL (<3歳 0.25mL)	皮下
	2期1回	―	9歳	9〜13歳未満	0.5mL	皮下
おたふくかぜ (流行性耳下腺炎)	2回(推奨)	―	1回目:1歳 2回目:就学前1年間	1歳以上	0.5mL	皮下

※ 添付文書上、「○歳に達するまで」「○歳に至るまで」「○歳の誕生日の前日」は、「○歳未満」と表記している。
*1 初回接種が7か月以降の場合は合計3回接種、12か月以降の場合は1回接種
*2 初回接種が7か月以降の場合は合計3回接種、12か月以降の場合は合計2回接種、24か月以降の場合は1回接種

ワクチン	分類	接種回数	接種間隔	対象年齢	接種量	接種方法
ロタウイルス	1価	2回	4週以上空けて2回	6〜24週 初回は14週6日まで	1.5mL	経口
	5価	3回	4週以上空けて3回	6〜32週 初回は14週6日まで	2.0mL	経口
B型肝炎	母子感染予防 (健康保険適応)	3回	1回目：生後12時間以内 2回目：1か月 3回目：6か月	日齢0で開始	0.25mL	皮下
	一般	3回	1〜2回目：27日以上 1〜3回目：139日以上	全年齢 (定期は1歳未満)	＜10歳：0.25mL ≧10歳：0.5mL	皮下 筋注
インフルエンザ		＜13歳：2回 ≧13歳： 1回または2回 毎年接種	＜13歳：2〜4週 ≧13歳：1〜4週	6か月以上	＜3歳：0.25mL ≧3歳：0.5mL	皮下
A型肝炎		初回2回 追加1回	1〜2回目：2〜4週 2〜3回目：24週	全年齢 (1歳から推奨)	0.5mL	皮下 筋注
狂犬病	曝露前免疫	3回	1〜2回目：4週 2〜3回目：6〜12か月	全年齢 (1歳から推奨)	1.0mL	皮下
	曝露後免疫	6回	0, 3, 7, 14, 30, 90日	全年齢 (0歳から)	1.0mL	皮下
髄膜炎菌		1回	——	2〜56歳未満	0.5mL	筋注
不活化ポリオ 補助的追加接種		1回	——	就学前(推奨)	0.5mL	皮下

※添付文書上、「○歳に達するまで」「○歳に至るまで」「○歳の誕生日の前日」は、「○歳未満」と表記している。

MEMO

付録

- 子どもの固定
- 小児で使用する主なOD錠（口腔内崩壊錠）と舌下錠
- 『小児看護』連載「外来で役立つ小児看護技術」テーマ一覧

子どもの固定

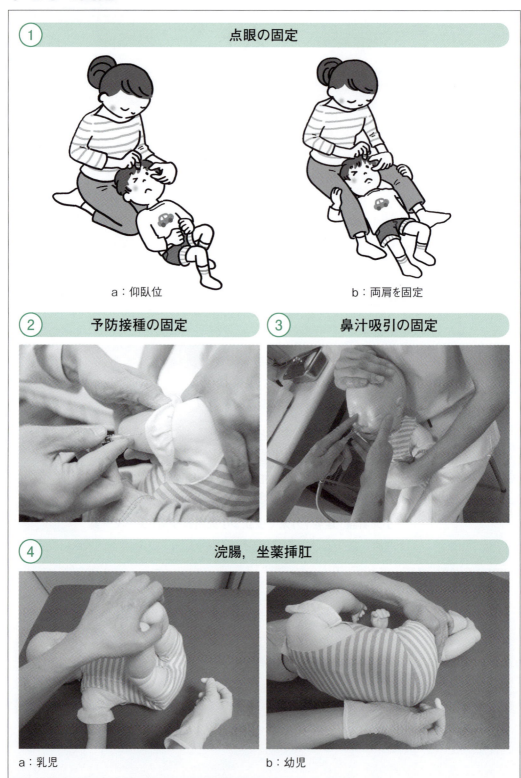

① 点眼の固定
a：仰臥位
b：両肩を固定

② 予防接種の固定

③ 鼻汁吸引の固定

④ 浣腸，坐薬挿肛
a：乳児
b：幼児

上記の図・写真は，下記より引用。
① 西田祐二：点眼薬．小児看護 38(8)：1048-1054, 2015.
②③ 伊藤舞美：子どもの固定．小児看護 40(2)：237-242, 2017.
④ 伊藤舞美：注腸薬．小児看護 38(8)：1042-1047, 2015.

小児で使用する主なOD錠（口腔内崩壊錠）と舌下錠

	一般名・有効成分	主な商品名・規格	適応	用法	味	注意点
OD錠	オロパタジン塩酸塩	アレロックOD錠 2.5・5mg	アレルギー性鼻炎, 蕁麻疹, 皮膚疾患に伴う瘙痒	7歳以上 1回5mgを朝と就寝前	パイナップル味	*1
	ロラタジン	クラリチンレディタブ錠 10mg	アレルギー性鼻炎, 蕁麻疹, 皮膚疾患に伴う瘙痒	7歳以上 1回1錠を1日1回	ミント味	*1
	ベポタスチンベシル酸塩	タリオンOD錠 5・10mg	アレルギー性鼻炎, 蕁麻疹, 皮膚疾患に伴う瘙痒	7歳以上 1回1錠を1日2回	ミント味	*1
	フェキソフェナジン塩酸塩	アレグラOD錠 60mg	アレルギー性鼻炎, 蕁麻疹, 皮膚疾患に伴う瘙痒	12歳以上 1回1錠を1日2回	バナナ味	*1
	モンテルカストナトリウム	キプレスチュアブル錠 シングレアチュアブル錠 5mg	気管支喘息	6歳以上 1回1錠を就寝前	チェリー味	*1
	ドンペリドン	ナウゼリンOD錠 5・10mg	周期性嘔吐症, 上気道感染症, 抗悪性腫瘍薬投与時	1日1.0〜2.0mg/kg 1日3回食前に分けて1日30mgまで	パイナップルミント味	*1
	活性生菌製剤（乳酸菌, 酪酸菌, 糖化菌）	ビオスリー配合OD錠	腸内菌叢の異常による諸症状（下痢, 便秘）	1回1錠を1日3回 1日6錠まで 適宜増減	わずかに甘味	*1
	デスモプレシン	ミニリンメルトOD錠 60・120・240μg	夜尿症, 中枢性尿崩症	1回1錠を就寝前 適宜増減 60μgは中枢性尿崩症	無味	*2
舌下錠	コナヒョウヒダニ抽出エキス ヤケヒョウヒダニ抽出エキス	ミティキュアダニ舌下錠 3,300・10,000JAU	ダニアレルギー性鼻炎	5歳以上 1週目3,300JAU 2週目以降10,000JAU 1日1回1錠	無味	*3
	スギ花粉エキス	シダキュアスギ花粉舌下錠 2,000・5,000JAU	スギ花粉症	5歳以上 1週目2,000JAU 2週目以降5,000JAU 1日1回1錠	無味	*3

【注意点】　*1：口腔内で速やかに崩壊することから唾液のみ（水なし）でも服用可能であるが, 口腔粘膜からの吸収により効果発現を期待する製剤ではないため, 崩壊後は唾液または水で飲み込むこと
　　　　　　*2：口腔内で崩壊後は唾液で飲み込み, 原則水を飲まないこと
　　　　　　*3：舌下錠は舌下粘膜で反応するため, 口腔内で1分間は保持して, その後唾液で飲み込む。そして, 5分間はうがいや飲食を控えること

付録

『小児看護』連載「外来で役立つ小児看護技術」テーマ一覧

回	年	月号	連載テーマ
1	2014	1 ＊	発熱
2		2 ＊	坐薬の使い方
3		3 ＊	酸素飽和度
4		4 ＊	かぜ症候群
5		6 ＊	子どもの尿と尿検査
6		7 ＊	子どものX線検査
7		8 ＊	子どもの肺機能検査
8		9 ＊	母子健康手帳と成長曲線
9		10 ＊	外来看護で必要な計算力
10		11 ＊	感染症迅速検査
11		12 ＊	インフルエンザ
12	2015	1 ＊	予防接種① 予防接種の変遷と安全管理
13		2	予防接種② スケジュール管理
14		3	予防接種③ 接種の実際
15		4	予防接種④ 間違い防止の取り組み
16		6 ＊	電子カルテ
17		7	ネブライザー吸入
18		8	外来看護師のポケットの中身と態度
19		9 ＊	子どもの便秘
20		10	子どものスキンケア① アトピー性皮膚炎診療ガイドライン
21		11	子どものスキンケア② 洗浄
22		12	子どものスキンケア③ 保湿
23	2016	1	子どものスキンケア④ ステロイド外用薬
24		2	鼻汁吸引
25		3	シナジス®
26		4	渡航ワクチン
27		6 ＊	マイコプラズマ肺炎
28		8	クリニックの災害対策
29		9	診療報酬
30		10	熱性けいれん
31		11 ＊	舌下免疫療法
32		12	急変対応
33	2017	1	子どもの肥満症
34		2	子どもの固定
35		3	夜尿症
36		4	看護師外来

＊：2018年7月現在，売切

著者紹介

伊藤　舞美　いとう まいみ

はしもと小児科看護師長
日本旅行医学会認定看護師／保育士養成学校講師

◆所属学会
日本外来小児科学会
日本ワクチン学会
日本旅行医学会
日本在宅医学会

◆経　歴
東京都立駒込病院消化器外科病棟
東京都立八王子小児病院（現・東京都立小児総合医療センター）NICU主任
1999年より，医療法人社団まなと会はしもと小児科にオープニングスタッフとして勤務
月刊誌『小児看護』にて，連載「外来で役立つ小児看護技術」を2014年より約3年半にわたり執筆

《制作スタッフ》
カバー・表紙デザイン　　mio
本文デザイン・DTP　　mio
イラスト　　　　　　　大弓千賀子

JCOPY 〈(社)出版者著作権管理機構 委託出版物〉

本書の無断複写は著作権法上での例外を除き禁じられています。
複写される場合は，そのつど事前に，下記の許諾を得てください。
(社)出版者著作権管理機構
TEL. 03-5244-5088　FAX. 03-5244-5089　e-mail：info@jcopy.or.jp

クリニックナースがナビゲート
子ども外来ケア

定価（本体価格 2,000 円＋税）

2018 年 8 月 24 日	第 1 版第 1 刷発行
2018 年 12 月 25 日	第 1 版第 2 刷発行
2024 年 3 月 27 日	第 1 版第 3 刷発行

著　者　　伊藤　舞美
発行者　　長谷川　潤
発行所　　株式会社　へるす出版
　　　　　〒164-0001　東京都中野区中野 2-2-3
　　　　　☎ (03) 3384-8035〈販売〉
　　　　　　(03) 3384-8155〈編集〉
　　　　　振替 00180-7-175971
　　　　　https://www.herusu-shuppan.co.jp
印刷所　　広研印刷株式会社

© Maimi Ito, 2018 Printed in Japan　　　　　　〈検印省略〉
落丁本，乱丁本はお取り替えいたします。
ISBN 978-4-89269-956-6